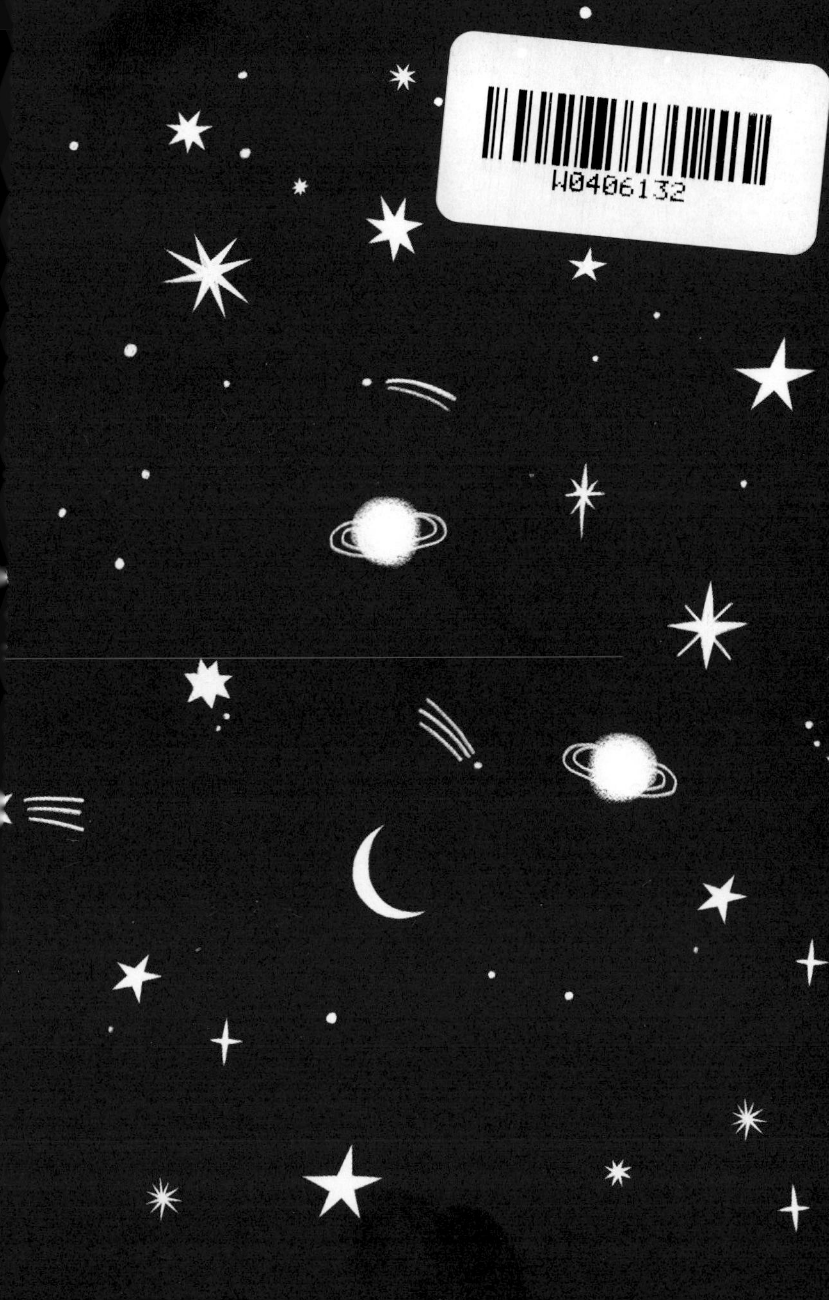

Kleine Portionen Achtsamkeit zum Einschlafen

GuteNacht Geschichten

zur Entspannung

arsEdition

KLEINE PORTIONEN ACHTSAMKEIT –
WENN DIR DAS EINSCHLAFEN LEICHTER FÄLLT

Jane Austen, Mansfield Park S. 8

Elizabeth von Arnim, Elizabeth auf Rügen S. 10

Thomas Hürlimann,
Abendspaziergang mit dem Kater S. 13

Erling Kagge, Gehen. Weiter gehen S. 16

Paula Dehmel, Das grüne Haus S. 47

Hans Christian Andersen, Achter Abend S. 50

Rainer Maria Rilke, Vitali erwachte ... S. 52

Andreas Séché, Namiko und das Flüstern S. 54

Rainer Maria Rilke, Sonntag S. 68

Hermann Hesse, Kleine Freuden S. 76

Cäsar Flaischlen, Auf morgen! S. 79

GRÖSSERE PORTIONEN ACHTSAMKEIT –
WENN DIR DAS EINSCHLAFEN MAL SCHWERFÄLLT

Bettina von Arnim, Die Günderode	S. 20
Carsten Henn, Der Buchspazierer	S. 28
Carlos Ruiz Zafón, Der Schatten des Windes	S. 33
Marcel Proust, Auf der Suche nach der verlorenen Zeit	S. 42
Gottfried Keller, Eine Nacht auf dem Uto	S. 56
Virgina Woolf, Die Fahrt zum Leuchtturm	S. 62
Wolfram Eicke, Der kleine Tag	S. 70

Kleine Entspannungsübungen und Einschlaftipps für unruhige Nächte

Unternimm einen Gutenachtspaziergang!	S. 6
Ordne deine Gedanken!	S. 18
Stimme dich ein!	S. 25
Lies in einem Buch!	S. 26
Mach dir warme Gedanken und hol dir warme Füße!	S. 39
Trinke eine Tasse Tee!	S. 40
Tief in mir bin ich ruhig	S. 46
Was erzählt uns die Nacht?	S. 51
Atme ruhig und bewusst!	S. 60
Finde zu Ruhe und Frieden!	S. 61
Think happy. Sleep happy!	S. 67

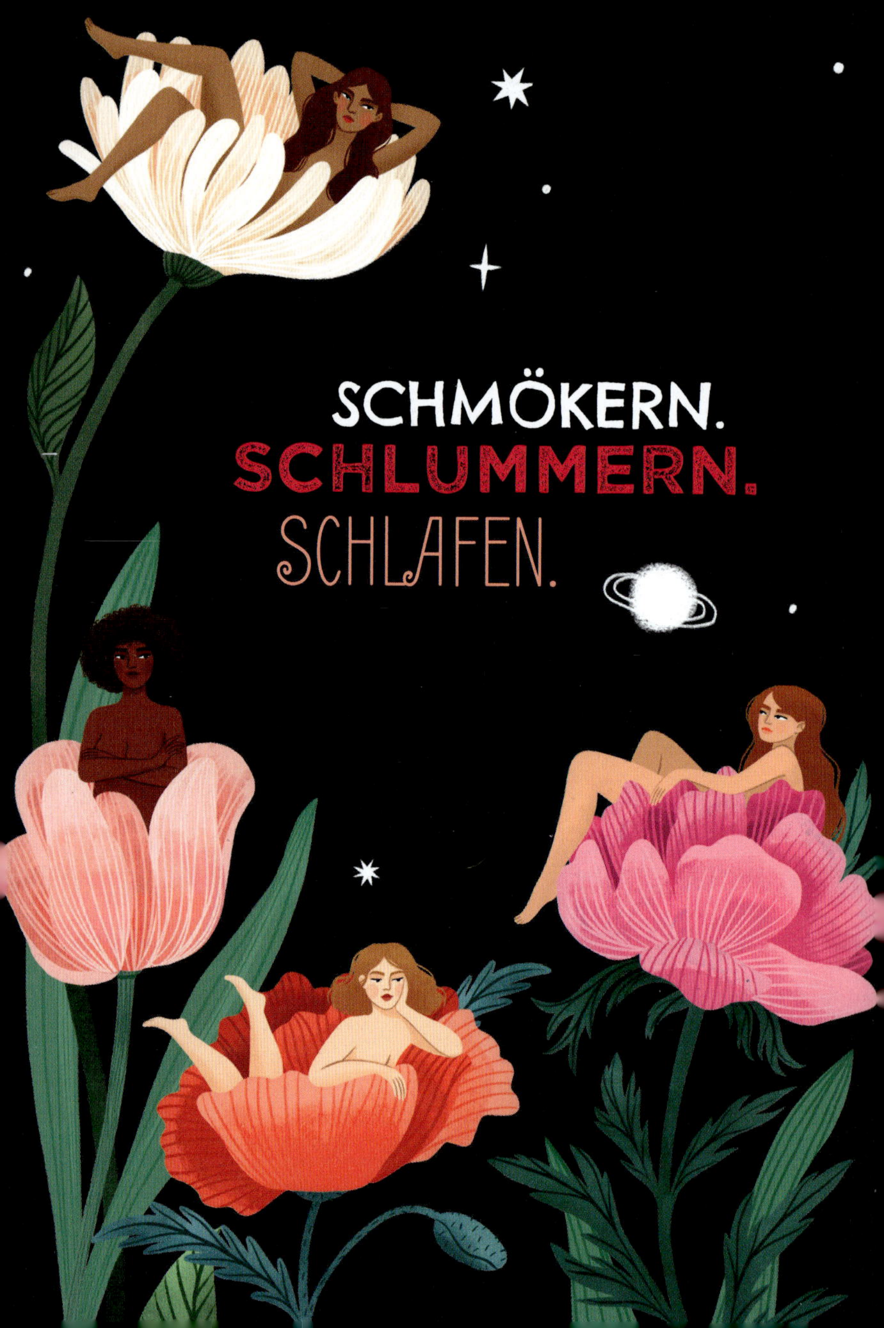
SCHMÖKERN.
SCHLUMMERN.
SCHLAFEN.

Die Gutenachtgeschichten können dir dabei helfen, nach einem langen, ereignisreichen Tag abends zur Ruhe zu kommen und gut in den Schlaf zu finden.

Entdecke ausgewählte Abendgeschichten, entspannende und liebevoll träumerische Erzählungen und lass dich, in deine Lieblingsdecke gekuschelt, in eine Welt des Friedens, der Stille und Behaglichkeit führen und sanft auf die Nacht einstimmen.

Dieser Band widmet sich der Achtsamkeit. Achtsam sein, das heißt, Momente bewusst zu erleben, im Alltag zu entschleunigen und nach innen zu lauschen.

Zu all den hellen, bezaubernden, schönen, ruhigen und bewegenden Geschichten in diesem Buch gesellen sich leichte Entspannungsübungen, praktische Einschlaftipps und kleine Achtsamkeitsübungen für einen erholsamen, gesunden Schlaf und süße Träume.

SCHLAF SCHÖN!

Gute Gedanken begleiten dich durch die Nacht.

UNTERNIMM EINEN GUTENACHTSPAZIERGANG!

Wer sich am Abend noch an der frischen Luft bewegt, dem fällt oft das Einschlafen leichter. Lass bei einem Gutenachtspaziergang deine Gedanken schweifen. Spüre den Boden unter deinen Füßen, während du gehst, richte deine Aufmerksamkeit auf deinen Atem und bringe den Rhythmus deiner Schritte in Einklang mit deiner Atmung. Gehe zwei bis drei Schritte, wenn du einatmest, und drei bis vier Schritte, wenn du ausatmest. Spüre, wie sich die Spannung in deinen Schultern und Armen löst. Lausche in die Nacht hinaus, die voller leiser Geräusche ist, und lass dich vom Anblick des Nachthimmels zum Träumen anregen. Vielleicht beobachtest du in aller Stille die Anmut und Schönheit des Sonnenuntergangs oder du entdeckst das ein oder andere Sternbild am Firmament? Der Anblick des Sternenhimmels hat die Menschen von jeher fasziniert und in seinen Bann gezogen. Er wirkt beruhigend auf uns.

Nicht immer können wir den Sternenhimmel jedoch klar sehen – vor allem in der hell erleuchteten Stadt. Wer dennoch auf den Anblick nicht verzichten will, kann sich den Nachthimmel auch nach Hause holen: Neben Einschlafhilfen für Kinder werden auch Sternenprojektoren für uns Erwachsene angeboten.

BEHALTE DIE
STERNE
IM AUGE UND
DIE FÜSSE AUF DEM
BODEN.

Theodore Roosevelt

MANSFIELD PARK

Jane Austen

Fanny [...] hatte die Freude, dass er bei ihr am Fenster blieb, trotz des erwarteten Glees, und dass er bald seinen Blick, so wie sie selbst, der Szene draußen zuwandte, wo so viel Feierliches, Beruhigendes und Liebliches in dem Glanz eines wolkenlosen Nachthimmels lag, der sich von den tiefen Schatten des Waldes abhob. Fanny sprach aus, was sie empfand. »Da ist Harmonie«, sagte sie, »da ist Frieden – etwas, das wunderbarer ist als alle Gemälde und alle Musik und das auch die Poesie nur versuchen kann zu beschreiben! Da ist etwas, das jede Sorge besänftigen und das Herz vor Begeisterung erheben kann! Wenn ich in einer solchen Nacht hinausschaue, habe ich das Gefühl, es könne weder Bosheit noch Sorge in der Welt geben; und gewiss gäbe es weniger von beidem, wenn die Erhabenheit der Natur mehr beachtet würde und sich die Menschen mehr in ihrem Innern rühren lassen würden, wenn sie eine solche Szene betrachten.«

»Ich höre deine Begeisterung so gern, Fanny. Es ist eine wunderschöne Nacht, und wer es nicht einigermaßen gelernt hat, so zu fühlen wie du, wer nicht schon früh im Leben zumindest den Sinn für die Natur vermittelt bekommen hat, ist sehr zu bedauern. Solchen Menschen geht sehr viel verloren.«

»Du hast es mir beigebracht, so zu denken und zu fühlen, Edmund.«

»Ich hatte eine sehr gelehrige Schülerin. Da ist Arktur, er leuchtet ganz hell.«

»Ja, und der Große Bär. Ich würde so gern die Kassiopeia sehen.«

»Dazu müssen wir auf den Rasen hinausgehen. Würdest du dich fürchten?«

»Kein bisschen. Es ist schon lange her, seit wir die Sterne betrachtet haben.«

»Ja, ich weiß gar nicht, wie das gekommen ist.« Der Glee begann.

»Wir wollen hierbleiben, bis das Lied zu Ende ist, Fanny«, sagte er und stellte sich mit dem Rücken zum Fenster. Und während der Gesang fortging, sah Fanny voller Enttäuschung, wie auch Edmund fortging und sich in kleinen, leisen Schritten dem Klavier näherte; und als das Lied zu Ende war, stand er nahe bei den Sängern und gehörte zu denen, die am dringendsten darum baten, den Glee noch einmal zu hören.

Fanny blieb seufzend allein am Fenster zurück, bis sie Mrs. Norris' Drohungen, sie könne sich erkälten, von dort forttrieben.

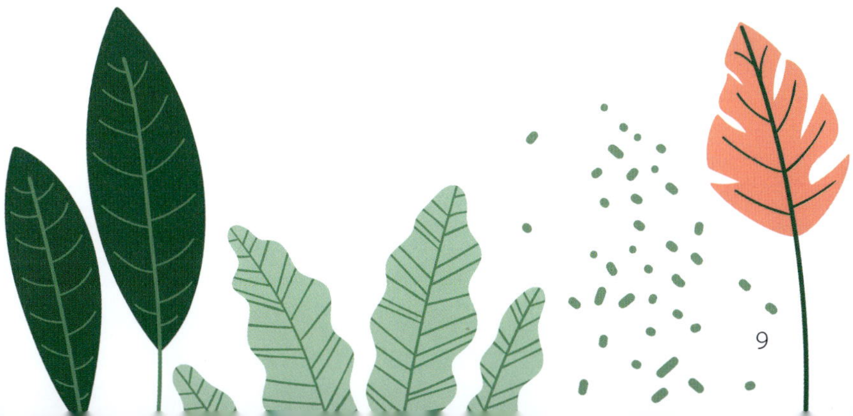

ELIZABETH AUF RÜGEN

Elizabeth von Arnim

Will man die Seele von den trostlosen Verkrustungen befreien, die sich unweigerlich bilden, wenn man versucht, seine Pflicht zu tun, oder geduldig erträgt, bis andere die ihre einem selbst gegenüber erfüllen, so kenne ich keine sicherere Methode, als sich mutterseelenallein hinaus in die Natur zu begeben – entweder bei Tagesanbruch, wenn die Erde noch unbedeckt von den Füßen der Emsigen ist, oder am Abend, wenn sich die Stille herabgesenkt hat.

Dann schaue ich empor zu den Sternen und wundere mich über die Nichtigkeiten des vergangenen Tages, über die Wertlosigkeit der Dinge, um die man sich bemüht hat, über die Torheit, so wütend und so rastlos und voller Angst gewesen zu sein. Nichts führt einem das Leben besser vor Augen, als des Nachts ein Weilchen mit den Sternen Zwiesprache zu halten.

Was sind schon pflichtschuldige Abendgebete, heruntergeleiert zwischen Kissen und Decken, verglichen mit solch tiefer Demut vor der Erhabenheit des Himmels? Und welchen Wert haben jene hastigen Morgenandachten, die, gestört von der Befürchtung, der Kaffee könnte kalt werden und dadurch den in jedem Haus zu findenden notorischen Nörgler noch mehr als gewöhnlich erzürnen, den neuen Tag zu einem glücklichen weihen sollen, verglichen mit einem Spaziergang in der Morgenfrische, bei dem man Gott unter seinem weiten Himmel aus freien Stücken dafür dankt, dass er so gütig zu uns ist? Nachdem ich dort oben im sonnendurchfluteten Raum zwischen den glänzenden Farnen mein luftiges Te Deum dargebracht hatte, ging ich so unbeschwert des Weges wie noch nie nach einer häuslichen Andacht.

Der Wald war an jenem Morgen so heiter, so funkelnd, so voll von emsigen, glücklichen Geschöpfen, dass nur ein bedauernswertes Herz in einer solchen Gesellschaft nicht fröhlich gewesen wäre. Hier, wo alles Gesundheit und Frische atmete, war einfach kein Platz für Reue, für schuldbewusstes Sich-auf-die-Brust-Schlagen; und ich finde in der Tat, dass wir schrecklich viel Zeit mit Bereuen und Bedauern verschwenden. Die einzig vernünftige Einstellung gegenüber einem gemachten Fehler oder einer begangenen Sünde besteht sicherlich darin, seine moralischen Schultern kräftig zu schütteln, kräftig genug, um Fehler und Sünden abzuschütteln und aus dem Gedächtnis zu verbannen. Die Sünde selbst war ohnehin eine schlimme Zeitverschwendung, und so sollte keine weitere Zeit mehr damit vertan werden, wehmütig darüber nachzusinnen. Sollen wir armen Menschen, die wir aufgrund unserer zahlreichen körperlichen Schwächen und Gebrechen im Kampf mit dem Schicksal ohnehin von Anfang an im Hintertreffen sind, auch noch unsere Seelen mit einer stets größer werdenden Bürde von Reue und Zerknirschtheit belasten? Sollen wir uns von der Last lebhafter Erinnerungen das Herz brechen lassen? Wie vermögen wir das Leben zu ertragen, wenn wir andauernd in den Sumpf aus bitteren und oft ungerechten Selbstvorwürfen fallen?

Jeder Morgen gibt uns das Licht zurück und damit eine neue Chance, uns zu bessern. Ist es nicht die reinste Idiotie und Undankbarkeit, sich das Heute, das uns Gott schenkt, vom Gestern verderben zu lassen?

In der Nacht hatte sich starker Tau gebildet, und so war das Moos entlang des Weges ganz durchtränkt davon. Die Blätter der schlanken jungen Buchen funkelten vor Nässe, und die auf beiden Seiten überhängenden Farne benetzten mein Kleid, als ich durch sie hindurchging.

Nirgendwo gab es eine düstere Ecke, die zum Trübsalblasen einlud. Selbst die Eichelhäher hätten einen ausgelacht, wenn man dagesessen und ein bekümmertes Gesicht gemacht hätte.

Bisweilen verengte sich der Pfad, und die Baumkronen verdeckten den Himmel; dann wieder führte er mich auf eine besonnte Lichtung und einmal an einer Reihe mächtiger Buchen entlang, hinter der sich eine Wiese den Hang hinaufzog, über deren Grashalmen die Hitze tanzte. Eichhörnchen waren meine ständigen Begleiter. Sie schnatterten und tollten vergnügt herum, wie es kluge Eichhörnchen eben tun, die ganz in der Gegenwart leben. Und hoch über meinem Kopf sangen Lerchen in sorgloser Wonne, weil sie ja keine Ahnung hatten, dass sie wahrscheinlich schlimme Lerchen mit Vergangenheit waren; und zu meinen Füßen lagen Eidechsen reglos in der Sonne, ohne zu wissen, wie schlecht es sich ziemt, untätig in der Sonne zu liegen, sobald man Kleider trägt und ein Gewissen hat. Was den Duft des Waldes betrifft, so kennt ihn ein jeder, der frühmorgens nach einer taureichen Nacht jemals durch ein Gehölz streifte, und weiß, wie er die Lebensgeister dessen weckt, der ihn einatmet. Daher brauche ich nicht weiter zu schildern, wie glücklich und gestärkt ich einen lang gezogenen, dicht bewaldeten Hügel hinaufstieg.

ABENDSPAZIERGANG MIT DEM KATER

Thomas Hürlimann

Er kam eine Stunde vor der Dämmerung, strich um meine Beine, miaute und maunzte, und blieb ich sitzen, um einen angefangenen Satz zu beenden, schnellte er lautlos aufs Pult, langte mit der Vorderpfote nach dem Bleistift oder fläzte sich flach aufs Papier, die Botschaft war klar, so oder so: Hör auf zu schreiben, es ist Zeit für den Abendspaziergang.

Der Kater war uns in der Parterrewohnung einer Zürcher Satellitenstadt zugelaufen. Das hatte den Mietvertrag verletzt. Keine Haustiere. Fristlose Kündigung. Wir zogen in die Innerschweiz, in ein Chalet über einem voralpinen Stausee, und da das Revier mit seinen Füchsen Dachsen Raubvögeln für den Stadtkater neu war, nahm er die Gewohnheit an, mich auf meinen Erkundungsgängen zu begleiten.

In den ersten Wochen stapfte ich voraus, er taperte hinterher, aber als es zu herbsten begann, kehrte sich das Verhältnis um, der Kater übernahm die Führung, ich hatte ihm – mit einigem Abstand – zu folgen. Von der Route, die wir nun Abend für Abend gingen, duldete er keine Abweichung. Stets zur gleichen Zeit, wenn sich die Sonne dem Horizont näherte, brachen wir auf, und immer berührte er dieselben Punkte: einen Baumstrunk, den Eingang eines Fuchsbaus, eine verlorene Schuhsohle, lauter Dinge, die ich ohne sein geduldiges Schauen übersehen hätte. Er veränderte meine Wahrnehmung, der Gang wurde zum Ritual, in der Wiederholung erfuhr ich eine andere Wirklichkeit. Die Schuhsohle zeigte über Nacht nicht mehr nach Norden, sondern nach Süden, wie eine Kompassnadel.

Auf dem Baumstrunk häuften sich die welken Blätter. Beim nächsten Gang waren sie weggeweht, Nebel befeuchtete die Jahresringe und gab dem Holz eine melancholische Zeichnung. Dann wurde es Winter, der Kater und ich blieben im Haus, er schlief, ich las, und immer wieder kam es vor, dass wir gemeinsam hinausstarrten ins irre Sinken der Flocken, er auf meinem Tisch hockend, ich an der Schreibmaschine, aus der stumm das weiße Blatt hing.

Ich nutzte die stillen Wochen, um mich über das Tier, das mein Schauen und mein Leben verändert hatte, kundig zu machen. Pater Gebhard, der Bibliothekar des nahen Klosters, erklärte mir, dass die Katze sowohl aus dem Alten als auch aus dem Neuen Testament verbannt ist, sie kommt in der Bibel nicht vor. Dem Islam hingegen gilt sie als heilig, denn die fünf Streifen, die sie auf dem Rücken trägt, gehen zurück auf die Hand des Propheten. Er soll sie gestreichelt haben – wen wundert's, die Katze ist so sauber, dass sie ihre Nachgeburt verschlingt, mehrmals am Tag unternimmt sie eine Waschung, wie die Gläubigen vor dem Betreten der Moschee, und lautlos lauscht sie der Predigt.

Ein Förster, der hie und da hereinsah, um sich am Kirschwasser aufzuwärmen, wies mich darauf hin, dass eine Katze das Vergehen der Zeit negiere – ihre Vorfahren und Nachkommen interessieren sie nicht, sie überlässt sie dem Vergessen. »Geschichte«, sagte der Förster, ein Grinsen im frostroten Gesicht, »das ist etwas für Bäume und Menschen.«

Noch lagen im Wald letzte Schneeflecken, noch war es kalt, und für den Abendspaziergang zog ich Mantel und Stiefel an. Wieder schlug der Kater den gleichen Weg ein, wieder beschnupperten wir die bekannten Punkte: den Strunk, den Ameisenhügel, die Schuhsohle und weiter oben, wo der Hang steil wurde, den Fuß eines steilrechten Felsens. Unsere Fährte folgte uns durch den Wald, meine Stapfen, die Abdrücke seiner Pfoten und hie und da ein Strich seines Schweifs. Ging er heute schneller als üblich? Tupfte er mehr Striche als gestern in den Schnee? Gezielt strebte der Kater auf den Felsen zu, und dort hielt er inne, wie angewurzelt, vollkommen reglos. Ich wartete etwas weiter unten. Die Stämme wurden schwarz, das Licht dazwischen flüssig, gleich würde es einnachten.

Der Kater rührte sich nicht. Starrte zum Stein. Was faszinierte, was bannte ihn? Schließlich kraxelte ich auf allen vieren zu ihm hoch, kauerte mich an seine Seite, konzentrierte den Blick wie er auf den Spalt am Fuß des Felsens. Aber da war nichts ... nichts als eine winzige, hellgrün im Laubteppich versteckte allererste Knospe. Der Frühling. Der Frühling!

Der Kater, der aus der Stadt kam und für den dieser Wald neu und fremd war, wusste, was Platon und Nietzsche gewusst hatten, er wusste um die ewige Wiederkehr des Gleichen. Und hier, unterm Stein, wo tagsüber ein Strahl der Sonne hinreichte, offenbarte es sich: keine Geschichte, ein ungeheuerliches Geschehen. Ein Wunder. Es kommt wieder. Du kommst wieder. Wir sind ewig.

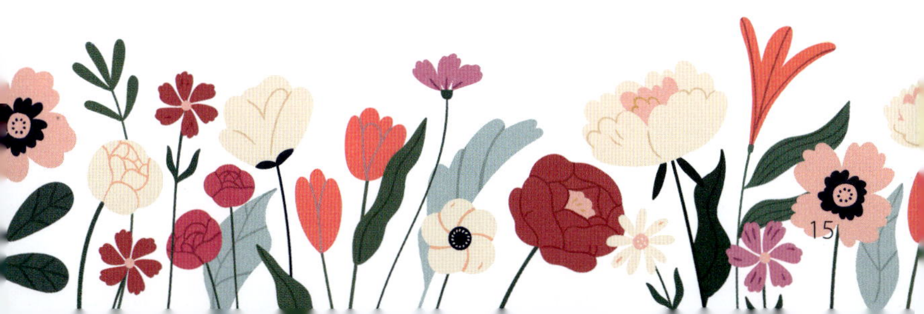

GEHEN. WEITER GEHEN

Erling Kagge

Zu gehen verschafft ein Gefühl von Freiheit. Es ist das Gegenteil von »schneller, höher, weiter«. Alles bewegt sich langsamer, wenn ich gehe, die Welt scheint sanfter zu werden, und eine kurze Weile lebe ich nicht durch die alltäglichen Verrichtungen, wie daheim aufzuräumen, an Sitzungen teilzunehmen oder Manuskripte zu lesen. Zu gehen ist ein Freiraum. Die Meinungen, die Erwartungen und die Launen der Familie, der Kollegen und Bekannten werden für einige Minuten oder einige Stunden unwichtig, ich spüre, dass ich das Zentrum meines eigenen Lebens bin, und kann mich gleich darauf selbst vollkommen vergessen.

Jeder glaubt zu wissen, dass Zeit gespart wird, wenn man von einem Ort zum anderen unterwegs ist. Ja, mathematisch ist das sicher korrekt, aber meine Erfahrung ist eine andere:

Die Zeit vergeht rascher, wenn ich das Tempo erhöhe. Die Geschwindigkeit, mit der ich unterwegs bin, passt sich an die Zeit an. Eine Stunde, die man gehend verbringt, vergeht schneller als eine Stunde auf der Uhr. Wenn ich mich unnötig beeile, kommt selten etwas Sinnvolles dabei heraus.

Wenn man mit dem Auto auf einen Berg zufährt und sieht, wie kleine Bäche, Hügel, Steine, Moose und Bäume an einem vorbeisausen, wird das Leben kürzer. Man spürt den Wind, die Gerüche, das Wetter und die Veränderungen des Lichts nicht. Die Füße werden nicht wund. Alles geht ineinander über.

Nicht nur die Zeit wird eingeschränkt, sobald die Geschwindigkeit erhöht wird, auch das Gefühl für den Raum. Plötzlich ist man am Fuße des Berges. Das Erlebnis der Entfernung verschwindet. Am Ziel meint man möglicherweise, viel erlebt zu haben. Ich bezweifle es.

Wenn man dieselbe Strecke geht und einen Tag anstelle einer halben Stunde unterwegs ist, wenn man ruhiger atmet, lauscht, den Boden unter den Füßen spürt, wird es ein ganz anderer Tag. Stück für Stück wächst der Berg, und man hat das Gefühl, als würde die Umgebung größer. Mit all den Dingen um sich herum vertraut zu werden braucht Zeit.

Als würde man eine Freundschaft aufbauen. Der Berg dort vorn, der sich langsam verändert, je näher du ihm kommst, wird zu einem guten Freund, noch bevor du ihn erreichst. Deine Augen, Ohren, Nase, Schultern, Bauch und Beine sprechen zu dem Berg, und der Berg antwortet. Die Zeit dehnt sich aus, du zählst sie nicht mehr in Minuten und Stunden.

Und genau hier liegt das große Geheimnis, das alle, die gehen, miteinander teilen: Das Leben dauert länger, wenn man geht. Gehen verlängert jeden Augenblick.

ORDNE DEINE GEDANKEN!

Wenn du einmal partout nicht einschlafen kannst, solltest du es auch nicht krampfhaft versuchen, denn Schlaf lässt sich nun einmal leider nicht erzwingen. Im Gegenteil: Wenn du angespannt bist, findest du nicht die nötige Ruhe, die es braucht, um in den Schlaf hinüberzugleiten. Viel besser ist es dann, aufzustehen und dich zu beschäftigen.

Dimme das Licht sanft oder schalte lediglich ein kleines Nachtlicht ein. Halte dich kuschelig warm. Horche in dich hinein. Welche Gedanken halten dich wach?

Du kannst deine Gedanken notieren oder eine To-do-Liste für den nächsten Tag erstellen. So bringst du Ordnung in deine Gedanken und schreibst dir die Dinge buchstäblich von der Seele. Du wirst feststellen, es wirkt angenehm befreiend und entspannend und du findest wieder zur inneren Ruhe zurück. Denn du musst dir keinen Kopf mehr um die Dinge machen, sie stehen jetzt schwarz auf weiß. Das schenkt dir wohltuende Klarheit und Sicherheit. So kannst du die Dinge getrost morgen angehen und für heute Nacht einfach gut sein lassen ...

DER
GEDANKE
IST ALLES. DER GEDANKE
IST DER ANFANG VON
ALLEM.
UND GEDANKEN LASSEN
SICH LENKEN.
DAHER IST DAS WICHTIGSTE:
DIE ARBEIT AN DEN
GEDANKEN.

Leo N. Tolstoi

DIE GÜNDERODE

Bettina von Arnim

Da ging die Tür auf, Clemens kam herein, große Freud! – sie stärkt – es blitzt innerlich. – Ist mein Verstand mir verloren und such ihn an der leeren weißen Wand und find ihn nicht, aber in dem schönen großen Aug von Clemens find ich ihn. Du sagst, du kannst ihm nicht in die Augen sehen, weil er einen verzehrenden Blick habe, ich nicht, ich schöpf Freude drin, und ich weiß nicht was, von lebendiger Nahrung Unübersetzbares. – Vor allem möcht ich Herr werden über mein Denken; dass ich nämlich die Zeit ausfülle mit lebendigem (lebengebendem) Denken. Es gibt ein Denken, was verlebt und eins, was erlebt. – Wie mich sammeln, dass ich meinen Geist immer auf das Erleben richte? – Dies eine nur, und das Auffahren gen Himmel ist mir gewiss.

Das Schlafen kann mit dem Denken in Rapport gesetzt werden, das Schlafen, was aus dem Denken entspringt, erzeugt wieder Denkkraft – so kann sich der denkbeflissne Geist erschaffen. – Überall mit Geist durchdringen, so ist das Schlechte gesprengt, denn es hat keinen Platz mehr, denn es ist zu schwach und zu eng, um Geist zu fassen. [...]

Ich wundre mich über meine Gedanken! – Dinge, über die ich nie etwas erfahren, die ich nie gelernt, oder vielleicht gerade das Gegenteil davon, stehen hell und deutlich in meinem Geist. [...]

Wir saßen auf der Hoftreppe, ich und der Clemens, in der Dämmerung und schwätzten allerlei. – »Es ist alles recht lieblich, was du da vorbringst«, sagte er – »aber werd nur nicht faselig, manchmal ängstigt mich's, was aus dir werden soll, du zersplitterst deinen Geist, mit dem du dir eine so herrliche Freiheit erringen könntest. –

Ach, kannst du dich denn nicht auf eins hinwenden mit deinen fünf Sinnen und das ganz auffassen? – Wenn du sprichst, bist du gescheut und gibst manchen Aufschluss, von dem die Philosophen noch nichts wissen. – Schreib doch was! – Hast du mir nicht Kindermärchen versprochen? – Schreib doch alles auf, was du im Kloster erlebt hast, du kannst so schön davon erzählen. – Was treibst du denn mit der Günderode? – Lernst du mit ihr? – Ich hab so große Sorge um dich, ich muss manchmal die Hände ringen, dass alle Anmut deines Geistes den vier Winden preisgegeben ist.« – Der liebste Clemens! – Ich musste ihn küssen in der stillen Nachtdämmerung auf seine leuchtende Stirn unter den schwarzen Locken für seine Liebe. Es ward windig, da saßen wir beide, in seinen Mantel gewickelt, und sahen den Wolken zu, wie sie sich eilten [...].

Ich hab ihm versprechen müssen, dass ich bei seiner Rückkehr was wollt geschrieben haben [...]. Der Clemens meint, ich soll alles schreiben, was mir durch den Kopf geht, er denkt, es wär Markt da; er schreibt, ich soll aus dem Kloster alles aufschreiben, aber nun les nur erst die dummen Gedanken, die in meinem Buch stehen, ob man da was Vernünftiges dran schreiben kann, und hab's noch dazu auf den Deckel inwendig geschrieben, weil ich meint, ich wollt's recht voll schreiben; ja, hat sich was, ich bin schon über vier Wochen noch immer am Deckel. Da steht erstens obenan:

Ob Tugend nicht auch Genialität sein möchte und ob wir vielleicht nur deswegen so mühselig hinanklettern zum Erhabenen, weil wir kein Genie haben.

Das war auf der Pappel, an der ich so bequem hinaufklettern kann, ich sah die Vögel geflogen kommen und dacht in mir, du hast kein Genie, du musst mühselig zu allem hinanklettern, und dann kannst du dich nicht oben erhalten, musst immer wieder hinunter. – Und da fühlt ich recht in mir, wie alles in mir schwankt, nichts erreichen kann, wie ein Feuer in mir braust, jede Kunst liegt in mir so nah, ich mein, ich hätte sie schon in mir, die Wangen glühn mir gleich so hoch, sie brennen mir, wenn ich nur in die Ferne denk, da liegen mir goldne Berge. Ich steh da, als hätt ich nur den Zauberstab in der Hand, alles inwendig im Geist, aber wenn's heraus soll, da bleib ich beim Buchdeckel und muss mühselig Sandkörnchen für Sandkörnchen zusammentragen. Wie ich von der Pappel herunter der Trepp herauf war und hatt meinen ersten papiernen Gedanken aufgeschrieben, der mich noch immer anlachte – so wollt ich doch noch ein bisschen im Abendschein mich wiegen, denn beim Wiegen kommen mir Gedanken. Kaum war ich der halben Pappel hinaufgeklettert, so fiel mir schon wieder was ein, ich klettert also gleich wieder herunter und wieder die Treppe hinauf und schrieb auf:

Der ganze Mensch muss in sich einverstanden sein, nämlich Herz und Kopf und Hand und Mund.

Da stand ich noch so eine Weile vor dem Gedanken still und dacht, vor dem hätt ich immer auf der Pappel können sitzen bleiben, und es tat mir schon leid, dass ich das Buch mit bekleckst hatte; aber weil der Clemens gesagt hatte, ich soll alles schreiben, was mir durch den Kopf geht, so wollt ich's durchsetzen. Jetzt gefällt mir aber doch etwas in dem Gedanken, ich kann ihn ja zu was Großem machen, wenn ich einen großen Sinn hineinlege [...].

Ich bin also wieder auf meine Pappel geklettert, denn es ist mir grad, als kämen mir nur da oben Gedanken; aber kaum war ich droben, so musst ich auch schon wieder herunter, und der kam mir ganz begeisternd vor, sodass ich mit großen Freuden meine drei Treppen heraufgesprungen kam.

Den Geist nähren, das ist Religion.

Ja, wenn ich das könnt, dacht ich, wie ich wieder auf meiner Pappel saß und jetzt nicht mehr herunterwollt, denn es war so schön geworden der ganze Himmel, Abendrot, und der Luftkristalle unendlich viele, die schnell in Purpur anschossen, was hab ich alles gesehn von Farben und von wogenden Wipfeln, die sich einschmelzenden Farben und Lichtglanz in der Ferne, und wie war die Natur so gütig gegen mich [...].

Alles, was ich anseh – ja, das empfind ich plötzlich ganz – grad als wär ich die Natur selber oder vielmehr alles, was sie erzeugt, Grashalme, wie sie jung aus der Erd heraustreiben, dies fühl ich bis zur Wurzel, und alle Blumen und alle Knospen, alles fühl ich verschieden. – Seh ich den großen Rosenstrauch an da auf dem Inselberg, er hatte beinah schon abgeblüht, jetzt ist ein Nachschuss da, das betracht ich alles, das dringt mir alles mit etwas ins Herz, soll ich's Sprach nennen? – Mit was berührt man denn die Seel, ist die Sprach nicht die Lieb, die die Seel berührt, wie der Kuss den Menschen berührt? – Vielleicht doch; nun, es ist das, was ich in der Natur erfahr, gewiss Sprache, denn sie küsst meinen Geist, – jetzt weiß ich auch, was küssen ist, denn sonst wär's nichts, wenn's das nicht wär, jetzt geb acht:

Küssen ist, die Form und den Geist der Form in uns aufnehmen, die wir berühren, das ist der Kuss; ja, die Form wird in uns geboren.

Und darum ist die Sprache auch küssen, es küsst uns jedes Wort im Gedicht [...], ich hab's von der Natur gelernt, sie küsst mich beständig, ich mag gehn und stehn, wo ich will; sie küsst mich, und ich bin auch schon so ganz dran gewöhnt, dass ich ihr gleich mit den Augen entgegenkomme, denn die Augen sind der Mund, den die Natur küsst; [...] ich könnt sagen: Natur, dein Kuss spricht in meine Seele hinein – ja, das ist auch ein Gedanke, den ich ins Buch geschrieben hab, aber den wollt ich stehen lassen, an ihn kann ich noch Weiteres anknüpfen. Ach, wenn ich mich so umseh, wie sich alle Zweige gegen mich strecken und reden mit mir, das heißt küssen meine Seele, und alles spricht, alles, was ich anseh, hängt sich mit seinen Lippen an meine Seelenlippen, und dann die Farbe, die Gestalt, der Duft, alles will sich geltend machen in der Sprache; nun ja, die Farbe ist der Ton, die Gestalt ist das Wort, und der Duft ist der Geist, so kann ich wohl sagen, die ganze Natur spricht in mich hinein, das heißt, sie küsst meine Seele, davon muss die Seele wachsen, es ist ihr Element, denn alles hat sein Element in der Natur, was Leben hat. [...]

Ich hab heut im Schlaf gedacht, ich bin doch recht glücklich [...].

STIMME DICH EIN!

Ruhige, klangvolle Musik erfüllt den Raum, während wir auf dem Sofa – in unsere Lieblingsdecke gekuschelt – noch eine schöne Tasse Tee genießen ... Wenn wir am Abend etwas Ruhiges und Gemütliches machen, schlafen wir in aller Regel besser, als wenn wir einen anstrengenden Sport betreiben oder etwas Aufregendes im Fernsehen schauen, kurz bevor wir zu Bett gehen. Kleine allabendliche Rituale wie Lesen, ruhige Musik hören oder sich eine Tasse Tee zuzubereiten, helfen uns beim Einschlafen. Auch eine feste Uhrzeit fürs Schlafengehen kann guttun, denn unser Körper entwickelt so einen Rhythmus. Am besten achten wir auch auf eine angenehme Schlaftemperatur im Schlafzimmer. Zwischen **16** und **18** Grad ist ideal. Wir schlummern noch besser, wenn wir vor dem Schlafengehen noch einmal gut durchlüften und die frische, klare Nachtluft hineinlassen.

LIES IN EINEM BUCH!

Wenn du dich nach einem langen Tag müde und zufrieden in dein Bett legst, aber trotzdem nicht einschlafen kannst oder während der Nacht hin und wieder aufwachst, dann greife zu einem Buch.

Britische Schlafforscher haben nämlich festgestellt, dass Menschen, die abends regelmäßig lesen, zu 39 Prozent besser schlafen können.

Beim Lesen konzentrieren wir uns ganz auf die geschriebenen Worte und den Lauf der Geschichte. Alles, was uns unterbewusst beschäftigt und wach gehalten hat, kommt langsam zur Ruhe. Das allabendliche Lesen wird zu einem kleinen wiederkehrenden Ritual. Wir können dadurch schneller abschalten und entspannen. Ganz nebenbei fördern wir unseren Wortschatz und unser Gedächtnis.

Wenn du beim Lesen eine angenehme Müdigkeit verspürst, ist es Zeit, das Buch wegzulegen. Dort auf dem Nachttisch oder andernorts wartet es geduldig bis zum nächsten Abend, während Körper und Geist die nötige Bettschwere erreichen und sanft in den Schlaf gleiten.

Bücher
LESEN HEISST,
wandern gehen in
FERNE
WELTEN, AUS DEN
STUBEN, ÜBER DIE
STERNE.

Jean Paul

DER BUCHSPAZIERER

Carsten Henn

Es heißt, Bücher finden ihre Leser – aber manchmal brauchen sie jemanden, der ihnen den Weg weist. So war es auch an diesem Spätsommertag in der Buchhandlung, die sich *Am Stadttor* nannte, obwohl das Stadttor oder besser dessen Überreste, die die meisten Bürger für ein gewagtes Kunstwerk hielten, gute drei Kreuzungen entfernt lag.

Die Buchhandlung war sehr alt und über mehrere Epochen errichtet und erweitert worden. Mauerwerk mit Schnörkeln und Gipsstuck fand sich neben schmucklosen rechten Winkeln. Ein Nebeneinander von Alt und Neu, von verspielt und nüchtern bestimmte das Äußere des Gebäudes, fand sich aber auch im Inneren wieder. Rote Plastikständer mit DVDs und CDs standen neben mattierten Metallregalen mit Mangas, diese wiederum neben polierten Glasvitrinen, in denen Globen standen, oder eleganten Holzregalen mit Büchern. Angeboten wurden auch Gesellschaftsspiele, Papeterie, Tee und neuerdings sogar Schokolade. Den verwinkelten Raum beherrschte ein schwerer, dunkler Tresen, den die Mitarbeiter nur den Altar nannten. Er sah aus, als stammte er aus der Barockzeit. Mit Schnitzereien an der Front, die eine ländliche Szene darstellten, bei der eine Jagdgesellschaft auf prachtvollen Rössern, begleitet von einer Meute drahtiger Hunde, hinter einer Rotte Wildschweine herpreschte.

In dieser Buchhandlung wurde nun die Frage gestellt, für die Buchhandlungen existierten: »Können Sie mir ein gutes Buch empfehlen?« Die Fragestellerin, Ursel Schäfer, wusste genau, was ein gutes Buch ausmachte. Erstens unterhielt sie ein gutes Buch so sehr, dass sie im Bett so lange las, bis ihr die Augen zufielen.

Zweitens ließ es sie an mindestens drei, besser vier Stellen weinen. Drittens hatte es nicht weniger als dreihundert Seiten, aber niemals mehr als dreihundertachtzig, und viertens war der Umschlag nicht grün. Büchern mit grünen Umschlägen war nicht zu trauen. Eine bittere Erfahrung, die sie mehrmals hatte machen müssen.

»Sehr gern«, antwortete Sabine Gruber, die seit drei Jahren die Buchhandlung am Stadttor leitete.

»Was lesen Sie denn gern?«

Ursel Schäfer wollte das nicht sagen, sie wollte, dass Sabine Gruber es wusste, weil sie eine Buchhändlerin war und dadurch von Natur aus mit einer gewissen Portion an hellseherischen Fähigkeiten ausgestattet sein musste.

»Nennen Sie mir drei Begriffe, dann suche ich das Passende für Sie heraus. Liebe? Südengland? Ein richtiger Schmöker? Ja?«

»Ist Herr Kollhoff vielleicht da?«, fragte Ursel Schäfer, ihre Stimme leicht unruhig. »Er weiß immer, was mir gefällt. Er weiß immer, was allen gefällt.«

»Nein, er ist heute leider nicht da. Herr Kollhoff arbeitet nur noch ab und an für uns.«

»Wie schade.«

»So, da hätte ich etwas für Sie. Ein Familienroman, der in Cornwall spielt. Sehen Sie hier, auf dem Cover sind das bezaubernde Anwesen der Familie zu sehen und der große umliegende Park.«

»Es ist grün«, sagte Ursel Schäfer und blickte Sabine Gruber vorwurfsvoll an. »Sattgrün!«

»Weil das Buch größtenteils in dem wundervollen Park des Earl of Durnborough spielt. Die Bewertungen sind alle sehr gut!«

Die schwergängige Eingangstür öffnete sich, und das kleine kupferne Glöckchen darüber klingelte hell. Carl Kollhoff klappte seinen Regenschirm zusammen, schüttelte ihn routiniert aus und stellte ihn in den Ständer. Sein Blick glitt durch die Buchhandlung, die er seine Heimat nannte. Er hielt Ausschau nach frisch eingetroffenen Büchern, die zu seinen Kunden wollten. Er kam sich dabei vor wie ein Muschelsammler am Strand. Und er sah auf den ersten Blick etliche Funde, die nur darauf warteten, aufgehoben und vom körnigen Sand befreit zu werden. Aber als er Ursel Schäfer erblickte, waren sie mit einem Mal ganz unwichtig. Sie warf ihm ein warmherziges Lächeln zu, als wäre er ein Amalgam aus all den reizenden Männern, in die sie sich beim Lesen der Bücher verliebt hatte, die Carl ihr über die Jahre empfohlen hatte. Dabei glich Carl keinem von ihnen. Früher hatte Carl mal einen kleinen Bauch gehabt, aber der war mit den Jahren genauso geschwunden wie die Haare auf seinem Kopf, so, als hätten sie vereinbart, ihn gemeinsam zu verlassen. Heute, mit zweiundsiebzig Jahren, war er mager, trug aber immer noch seine viel zu große alte Kleidung. Sein ehemaliger Chef sagte, er sehe mittlerweile aus, als würde er sich nur noch von den Wörtern in seinen Büchern ernähren, und die hätten wenige Kohlenhydrate. Aber viel Substanz, erwiderte Carl daraufhin stets.

An den Füßen trug Carl immer klobige, schwere Schuhe. Mit so dickem schwarzem Leder und so festen Sohlen, dass sie für ein ganzes Menschenleben reichten. Und gute Socken, die waren wichtig. Darüber eine olivgrüne Latzhose und in derselben Farbe eine Jacke mit Kragen.

Immer trug er einen Schlapphut, eine Fischermütze mit schmaler Krempe, sodass die Augen vor Regen und grellen Sonnenstrahlen geschützt wurden. Auch in Innenräumen zog er ihn nicht ab, nur zum Schlafen. Ohne fühlte er sich nicht komplett bekleidet. Ebenso wenig sah man ihn ohne seine Brille, deren Gestell er vor Jahrzehnten in einem Antiquitätenladen gekauft hatte. Dahinter lagen Carls kluge Augen, die immer aussahen, als hätte er zu lange bei schlechtem Licht gelesen.

»Frau Schäfer, wie schön, Sie zu sehen«, sagte er und trat zu Ursel Schäfer, die ihrerseits zu ihm trat und damit fort von Sabine Gruber. »Darf ich Ihnen vielleicht ein Buch empfehlen, das sich wunderbar auf Ihrem Nachttisch machen würde?«

»Das letzte hat mir sehr gut gefallen, vor allem, dass sie sich zum Schluss in die Augen gesehen haben. Ein Kuss wäre noch schöner gewesen, um die Sache zu besiegeln. Aber in dem Fall gebe ich mich auch mit einem Blick zufrieden.«

»Er war ja fast noch intensiver als ein Kuss. Manche Blicke können das sein.«

»Nicht, wenn ich küsse!«, sagte Ursel Schäfer und kam sich in diesem Moment wunderbar verrucht vor, was ihr nur noch sehr selten passierte.

»Dieses Buch«, Carl griff eines aus dem Stapel neben der Kasse, »wartet, seit es ausgepackt wurde, auf Sie. Es spielt in der Provence, und jedes Wort duftet nach Lavendel.«

»Bordeauxrote Bücher sind die besten! Endet es mit einem Kuss?«

»Habe ich das je verraten?«

»Nein!« Sie sah ihn vorwurfsvoll an, nahm ihm aber das Buch aus der Hand.

Natürlich hätte Carl ihr nie einen Roman ohne Happy End empfohlen. Aber den kleinen Nervenkitzel, ob es diesmal anders wäre, wollte er Ursel Schäfer auf keinen Fall rauben.

»Ich bin so froh, dass es Bücher gibt«, sagte sie. »Hoffentlich ändert sich das nie! Es ändert sich ja so viel und so schnell. Alle zahlen jetzt nur noch mit Plastikgeld. Wenn ich an der Kasse die Münzen passend heraussuche, werde ich schon komisch angeguckt!«

»Das geschriebene Wort wird immer bleiben, Frau Schäfer. Weil es Dinge gibt, die auf keine Art besser ausgedrückt werden können. Und der Buchdruck ist die beste Konservierungsmethode für Gedanken und Geschichten. Darin können sie Jahrhunderte überdauern.«

Mit einem warmen Lächeln verabschiedete sich Carl Kollhoff von ihr [...].

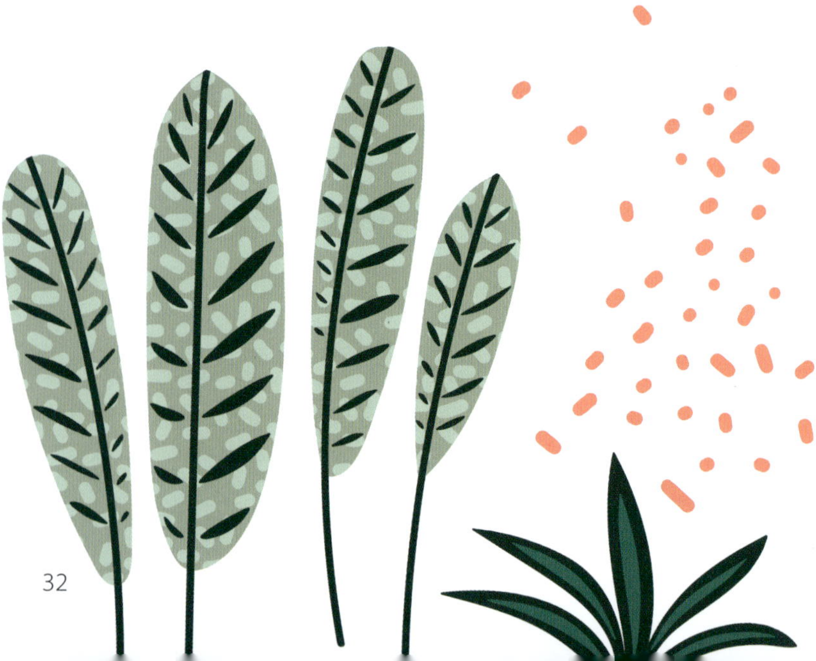

DER SCHATTEN DES WINDES

Carlos Ruiz Zafón

Noch dämmerten die Straßen matt in Dunst und Nachttau dahin, als wir aus dem Haus traten. Flimmernd zeichneten die Straßenlaternen der Ramblas eine diesige Allee, während die Stadt sich reckte und streckte und ihr blasses Nachtgewand ablegte. Bei der Calle Arco del Teatro angekommen, wagten wir uns unter dem sich in blauem Dunst abzeichnenden steinernen Bogen ins Raval-Viertel hinein. Ich folgte meinem Vater auf diesem engen Weg, eher Scharte als Straße, bis sich der Abglanz der Rambla hinter uns verlor. In schrägen Quäntchen sickerte das helle Morgenlicht von Balkonen und Gesimsen bis knapp über den Boden. Endlich blieb mein Vater vor einem von Zeit und Feuchtigkeit schwarz gewordenen Portal stehen. Vor uns ragte etwas auf, was mir wie die verlassenen Überreste eines Palastes oder eines Museums aus Echos und Schatten vorkam.

»Daniel, was du heute sehen wirst, darfst du niemandem erzählen. Nicht einmal deinem Freund Tomás. Niemandem.«

Ein Männchen mit dem Gesicht eines Raubvogels und silbernem Haar öffnete uns die Tür. Unergründlich heftete sich sein durchdringender Blick auf mich.

»Guten Morgen, Isaac. Das ist mein Junge, Daniel«, verkündete mein Vater. »Er wird bald elf, und irgendwann übernimmt er das Geschäft. Er ist alt genug, um diesen Ort kennenzulernen.«

Mit einem leichten Nicken bat uns Isaac herein. Bläuliches Halbdunkel hüllte alles ein, sodass die Konturen einer breiten Marmortreppe und eine Galerie mit Fresken voller Engels- und Fabelfiguren gerade eben angedeutet wurden.

Wir folgten dem Aufseher durch einen prächtigen Gang und gelangten in einen riesigen, kreisförmigen Saal, wo sich eine regelrechte Kathedrale aus Dunkelheit zu einer von Lichtgarben erfüllten Kuppel öffnete. Ein Gewirr aus Gängen und von Büchern überquellenden Regalen erstreckte sich von der Basis zur Spitze und formte einen Bienenstock aus Tunneln, Treppen, Plattformen und Brücken, die eine gigantische Bibliothek von undurchschaubarer Geometrie erahnen ließen. Mit offenem Mund schaute ich meinen Vater an. Er lächelte und blinzelte mir zu.

»Willkommen im Friedhof der vergessenen Bücher, Daniel.«

In den Gängen und Lichtungen der Bibliothek verstreut, zeichneten sich ein Dutzend Gestalten ab. Einige von ihnen wandten sich um und grüßten aus der Ferne, und ich erkannte die Gesichter mehrerer Kollegen meines Vaters aus der Gilde der Antiquare. Wie merkwürdig, wie verschwörerisch sahen diese wohlvertrauten Männer auf einmal aus! Mein Vater kauerte sich neben mir nieder, schaute mir fest in die Augen und sprach leise auf mich ein.

»Was du hier siehst, Daniel, ist ein geheimer Ort, ein Mysterium. Jedes einzelne Buch hat eine Seele. Die Seele dessen, der es geschrieben hat, und die Seele derer, die es gelesen und erlebt und von ihm geträumt haben. Jedes Mal, wenn ein Buch in andere Hände gelangt, jedes Mal, wenn jemand den Blick über die Seiten gleiten lässt, wächst sein Geist und wird stark. Schon vor so vielen Jahren, als mein eigener Vater zum ersten Mal mit mir hierherkam, war dieser Ort uralt. Vielleicht so alt wie die Stadt selbst. Niemand weiß mit Bestimmtheit, seit wann es ihn gibt oder wer ihn geschaffen hat. Ich erzähle dir jetzt, was mir schon mein Vater erzählt hat. Wenn eine Bibliothek verschwindet, wenn eine Buchhandlung ihre Türen schließt, wenn ein Buch dem Vergessen anheimfällt, dann versichern wir uns, die wir diesen Ort kennen, also die Aufseher, dass es hierhergelangt.

Hier leben für immer die Bücher, an die sich niemand mehr erinnert, die Bücher, die sich in der Zeit verloren haben, und hoffen, eines Tages einem neuen Leser in die Hände zu fallen. In einer Buchhandlung werden Bücher verkauft und gekauft, aber eigentlich haben sie keinen Besitzer. Jedes Buch, das du hier siehst, ist jemandes bester Freund gewesen. Jetzt haben sie nur noch uns, Daniel. Glaubst du, du wirst dieses Geheimnis für dich behalten können?«

Ich schaute meinen Vater fragend an und nickte dann. Er lächelte.

»Und weißt du das Beste?«, fragte er.

Ich schüttelte den Kopf.

»Der Brauch will es, dass jemand, der diesen Ort zum ersten Mal besucht, sich ein Buch aussuchen muss, dasjenige, das ihm am meisten zusagt, und er muss es adoptieren und dafür sorgen, dass es nie verschwindet, dass es immer weiterlebt. Das ist ein ganz wichtiges Versprechen. Auf Lebenszeit. Heute bist du dran.«

Fast eine halbe Stunde spazierte ich durch dieses Labyrinth, das nach altem Papier, Staub und Magie roch. Sachte fuhr ich mit der Hand über die Rücken der ausgestellten Bücher, während ich meine Wahl prüfte. Auf den verwaschenen Bänden las ich Titel in Sprachen, die ich erkannte, und viele andere, die ich nicht einzuordnen vermochte. Ich lief durch gewundene Gänge und Galerien mit Hunderten, Tausenden von Bänden, die mehr über mich zu wissen schienen als ich über sie. Bald befiel mich der Gedanke, hinter dem Einband jedes einzelnen dieser Bücher tue sich ein unendliches, noch zu erforschendes Universum auf, und jenseits dieser Mauern verschwendeten die Menschen ihr Leben an Fußballnachmittage und Radioserien, zufrieden damit, kaum über ihren Nabel hinauszusehen.

Vielleicht war es dieser Gedanke, vielleicht der Zufall oder sein stolzer Verwandter, das Schicksal – jedenfalls war mir genau in diesem Moment klar, dass ich das Buch bereits gewählt hatte, das ich adoptieren würde. Oder vielleicht müsste ich sagen, das Buch, das mich adoptieren würde. In weinrotes Leder gebunden, stand es schüchtern am Ende eines Bords und raunte seinen Titel in Goldlettern, die im Licht der Kuppel leuchteten. Ich trat hinzu, strich mit den Fingerspitzen über die Wörter und las lautlos:

Julián Carax
Der Schatten des Windes

Noch nie hatte ich diesen Titel oder den Namen seines Autors gehört, doch das war mir egal. Der Entschluss war gefasst. Von beiden Seiten. Äußerst behutsam ergriff ich das Buch und blätterte es durch. Aus der Gefangenschaft des Regals befreit, verströmte es eine goldene Staubwolke. Ich war zufrieden mit meiner Wahl und ging mit dem Buch unter dem Arm durch das Labyrinth zurück. Vielleicht hatte mich die Zauberstimmung dieses Orts bezwungen – jedenfalls hatte ich die Gewissheit, dass das Buch seit Jahren, wahrscheinlich seit der Zeit vor meiner Geburt, hier auf mich gewartet hatte.

Wieder zu Hause in der Calle Santa Ana, zog ich mich an diesem Nachmittag in mein Zimmer zurück und beschloss, die ersten Zeilen meines neuen Freundes zu lesen. Bevor ich es recht merkte, war ich schon rettungslos hineingestürzt. Der Roman erzählte die Geschichte eines Mannes auf der Suche nach seinem richtigen Vater, den er nie kennengelernt hatte und von dem er nur dank der letzten Worte erfuhr, die seine Mutter auf dem Totenbett sprach.

Die Geschichte dieser Suche wurde zu einer rastlosen Odyssee, auf der der Protagonist darum kämpfte, eine verlorene Kindheit und Jugend wiederzufinden, und auf der man langsam den Schatten einer verfluchten Liebe entdeckte, deren Erinnerung ihn bis ans Ende seiner Tage verfolgen sollte. Je weiter ich in der Lektüre kam, desto mehr erinnerte mich die Erzählweise an eine dieser russischen Puppen, die immer weitere und kleinere Abbilder ihrer selbst in sich bergen. Die Minuten und Stunden verflogen im Nu. Gefangen in der Geschichte, vernahm ich Stunden später kaum die mitternächtlichen Glockenschläge der Kathedrale in der Ferne. Unter dem gelben Licht der Tischlampe tauchte ich in eine Welt von Bildern und Gefühlen, wie ich sie nie zuvor kennengelernt hatte. Figuren, die mir so wirklich erschienen wie meine Umwelt, saugten mich in einen Tunnel von Abenteuern und Geheimnissen hinein, dem ich nicht mehr entrinnen mochte. Seite um Seite ließ ich mich vom Zauber der Geschichte und ihrer Welt einhüllen, bis der Morgenhauch über mein Fenster strich und meine erschöpften Augen über die letzte Seite glitten. Im bläulichen Halbdunkel der Dämmerung legte ich mich mit dem Buch auf der Brust hin und lauschte dem Gemurmel der schlafenden Stadt. Traum und Müdigkeit klopften an, aber ich mochte mich nicht ergeben. Ich wollte den Zauber der Geschichte nicht verlieren und mich noch nicht von ihren Figuren verabschieden.

Einmal hörte ich einen Stammkunden in der Buchhandlung meines Vaters sagen, wenige Dinge prägten einen Leser so sehr wie das erste Buch, das sich wirklich einen Weg zu seinem Herzen bahne. Diese ersten Seiten, das Echo dieser Worte, die wir zurückgelassen glauben, begleiten uns ein Leben lang und meißeln in unserer Erinnerung einen Palast, zu dem wir früher oder später zurückkehren werden, egal, wie viele Bücher wir lesen, wie viele Welten wir entdecken, wie viel wir lernen oder vergessen. Für mich werden diese verzauberten Seiten immer diejenigen sein, die ich auf den Gängen des Friedhofs der vergessenen Bücher fand.

Um inneren
FRIEDEN
zu finden, baue dir selbst ein
NEST
mit schönen Gedanken,
in dem du jede Nacht
Geborgenheit finden kannst.

John Ruskin

MACH DIR WARME GEDANKEN UND HOL DIR WARME FÜSSE!

Nicht nur warme Gedanken, auch warme Füße lassen uns besser schlafen als kalte. Denn sind unsere Füße warm, erweitern sich die Blutgefäße und unsere Füße geben Wärme ab. So sinkt unsere Temperatur im Körperinnern, und genau dies bewirkt, dass wir uns so angenehm schläfrig fühlen. Wer leicht friert, den bringen weiche, kuschelige Wollsocken, die im Bett getragen werden, oder ein wohlig warmes Fußbad vor dem Schlafengehen auf die richtige Einschlaftemperatur zum Wohlfühlen. Auch erlaubt: sich die Füße an seinem Schatz zu wärmen, vorausgesetzt, dieser hat nichts dagegen und wird nicht in seinem Schlaf gestört.

So bereitest du dir ein wohlig warmes Fußbad: Stelle eine Schüssel bereit, in der deine Füße ausreichend Platz finden, und fülle sie mit 38 Grad warmem Wasser. Gib nach Belieben noch ein ätherisches Öl hinein: Baldrian, Lavendel oder Rosenöl eignen sich besonders, sie wirken entspannend. Rosenöl soll außerdem noch schöne Träume bringen. Belasse deine Füße 10 bis 15 Minuten im warmen Wasser. Danach gut abtrocknen und gleich ins Bett kuscheln.

TRINKE EINE TASSE TEE!

Wenn wir im warmen Bett liegen und der Mond schon längst am Himmel steht, die Geschäftigkeit draußen allmählich zum Erliegen kommt und Nachtruhe einkehrt, aber unser wohlverdienter Schlummer auf sich warten lässt, können wir zu ganz natürlichen Schlafhelfern greifen. Vor allem Tees aus den Heilpflanzen Lavendel und Baldrian oder eine Mischung aus Baldrian, Hopfen und Melisse wirken schlaffördernd. Auch die Wärme tut das Ihre und wirkt angenehm wohltuend.

Für eine Tasse Tee gibst du zwei Teelöffel der gewünschten Kräutermischung in ein Sieb oder Tee-Ei und übergießt es mit heißem Wasser. Lass den Tee etwa zehn Minuten ziehen und genieße deinen Schlummertrank eine halbe bis zu einer Stunde vor dem Zubettgehen langsam Schluck für Schluck. Du kannst die Zubereitung zu deinem kleinen Abendritual machen, zu deiner ganz persönlichen Tee-Zeremonie.

Eine Tasse

TEE

ist eine Tasse

FRIEDEN.

Sen Sshitsu XV

AUF DER SUCHE NACH DER VERLORENEN ZEIT

Marcel Proust

Viele Jahre lang hatte von Combray außer dem, was der Schauplatz und das Drama meines Zubettgehens war, nichts mehr für mich existiert, als meine Mutter an einem Wintertag, an dem ich durchfroren nach Hause kam, mir vorschlug, ich solle entgegen meiner Gewohnheit eine Tasse Tee zu mir nehmen. Ich lehnte erst ab, besann mich aber, ich weiß nicht warum, eines anderen. Sie ließ daraufhin eines jener dicklichen, ovalen Sandtörtchen holen, die man »Petites Madeleines« nennt und die aussehen, als habe man als Form dafür die gefächerte Schale einer Jakobs-Muschel benutzt. Gleich darauf führte ich, ohne mir etwas dabei zu denken, doch bedrückt über den trüben Tag und die Aussicht auf ein trauriges Morgen, einen Löffel Tee mit einem aufgeweichten kleinen Stück Madeleine darin an die Lippen. In der Sekunde nun, da dieser mit den Gebäckkrümeln gemischte Schluck Tee meinen Gaumen berührte, zuckte ich zusammen und war wie gebannt durch etwas Ungewöhnliches, das sich in mir vollzog. Ein unerhörtes Glücksgefühl, das ganz für sich allein bestand und dessen Grund mir unbekannt blieb, hatte mich durchströmt. Es hatte mir mit einem Schlag, wie die Liebe, die Wechselfälle des Lebens gleichgültig werden lassen, seine Katastrophen ungefährlich, seine Kürze imaginär, und es erfüllte mich mit einer köstlichen Essenz; oder vielmehr: diese Essenz war nicht in mir, ich war sie selbst. Ich hatte aufgehört, mich mittelmäßig, zufallsbedingt, sterblich zu fühlen. Woher strömte diese mächtige Freude mir zu? Wo konnte ich sie fassen? Ich trinke einen zweiten Schluck und finde nichts anderes darin als im ersten, dann einen dritten, der mir etwas weniger davon schenkt als der vorige.

Ich muss aufhören, denn die geheime Kraft des Trankes scheint nachzulassen. Es ist ganz offenbar, dass die Wahrheit, die ich suche, nicht in ihm ist, sondern in mir. Er hat sie dort geweckt, kennt sie aber nicht und kann nur auf unbestimmte Zeit und mit ständig schwindender Stärke seine Aussage wiederholen, die ich gleichwohl nicht zu deuten weiß und die ich wenigstens wieder von Neuem aus ihm herausfragen und unverfälscht etwas später zu meiner Verfügung haben möchte, um eine entscheidende Erleuchtung daraus zu schöpfen. Ich stelle die Tasse ab und wende mich meinem Geist zu. Er muss die Wahrheit finden. Doch wie? Eine schwere Ungewissheit tritt ein, sooft der Geist sich von sich selbst überfordert fühlt, wenn er, der Forscher, zugleich das dunkle Land ist, das er erforschen muss und wo sein ganzes Gepäck ihm nichts nützt. Erforschen? Nicht nur das: Erschaffen. Er steht vor einem Etwas, das noch nicht ist, das nur er wirklich werden lassen und dann in sein eigenes Licht rücken kann.

Und wieder beginne ich, mich zu fragen, was das für ein unbekannter Zustand sein mochte, der keinen logischen Beweis, wohl aber die Evidenz seines Glücks mit sich führte, seiner Wirklichkeit, der gegenüber alle anderen verblassten. Ich will versuchen, ihn von Neuem herbeizuführen. Ich durchlaufe rückwärts im Geiste den Weg bis zu dem Moment, wo ich den ersten Löffel voll Tee an den Mund geführt habe. [...]

Und mit einem Mal war die Erinnerung da. Der Geschmack war der jenes kleinen Stücks einer Madeleine, das mir am Sonntagmorgen in Combray (weil ich an diesem Tag vor dem Hochamt nicht aus dem Hause ging), sobald ich ihr in ihrem Zimmer Guten Morgen sagte, meine Tante Léonie anbot, nachdem sie es in ihren schwarzen oder Lindenblütentee getaucht hatte. Der Anblick jener Madeleine hatte mir nichts gesagt, bevor ich davon gekostet hatte; vielleicht kam das daher, dass ich dieses Gebäck, ohne davon zu essen, oft in den Auslagen der Bäcker gesehen hatte und dass dadurch sein Bild sich von jenen Tagen in Combray losgelöst und mit anderen, späteren verbunden hatte; vielleicht auch daher, dass von jenen so lange aus dem Gedächtnis entschwundenen Erinnerungen nichts mehr da war, alles sich in nichts aufgelöst hatte; die Formen – darunter auch die dieser kleinen Muschel aus Kuchenteig, die so füllig und sinnlich wirkt unter ihrem strengen, frommen Faltenkleid – waren vergangen, oder sie hatten, in tiefen Schlummer versenkt, jenen Auftrieb verloren, durch den sie ins Bewusstsein hätten emporsteigen können. Doch wenn von einer weit zurückliegenden Vergangenheit nichts mehr existierte, nach dem Tod der Menschen und dem Untergang der Dinge, dann verharren als Einzige, zarter, aber dauerhafter, substanzloser, beständiger und treuer der Geruch und der Geschmack, um sich wie Seelen noch lange zu erinnern, um zu warten, zu hoffen, um über den Trümmern alles Übrigen auf ihrem beinahe unfassbaren Tröpfchen, ohne nachzugeben, das unermessliche Gebäude der Erinnerung zu tragen.

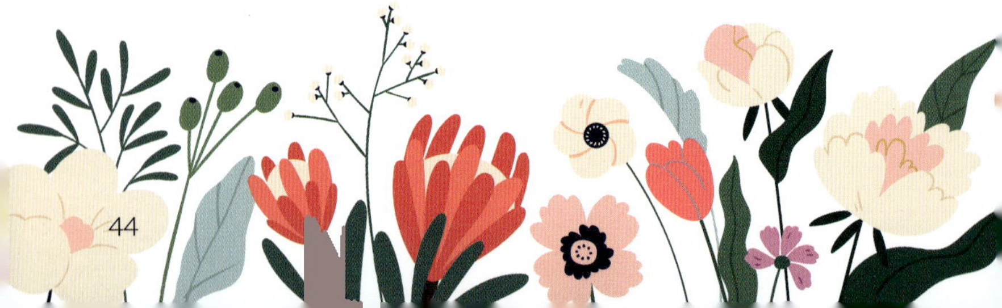

Und so ist denn, sobald ich den Geschmack jenes Madeleine-Stücks wiedererkannt hatte, das meine Tante mir, in Lindenblütentee getaucht, zu geben pflegte (obgleich ich noch immer nicht wusste und auch erst späterhin würde ergründen können, weshalb diese Erinnerung mich so glücklich machte), das graue Haus mit seiner Straßenfront, an der ihr Zimmer sich befand, wie ein Stück Theaterdekoration zu dem kleinen Pavillon an der Gartenseite hinzugetreten, der für meine Eltern nach hintenheraus angebaut worden war (also zu jenem begrenzten Ausschnitt, den ich bislang allein vor mir gesehen hatte), und mit dem Haus die Stadt, vom Morgen bis zum Abend und bei jeder Witterung, der Platz, auf den man mich vor dem Mittagessen schickte, die Straßen, in denen ich Einkäufe machte, die Wege, die wir gingen, wenn schönes Wetter war. Und wie in jenem Spiel, bei dem die Japaner in eine mit Wasser gefüllte Porzellanschale kleine Papierstückchen werfen, die sich zunächst nicht voneinander unterscheiden, dann aber, sobald sie sich vollgesogen haben, auseinandergehen, Umriss gewinnen, Farbe annehmen und deutliche Einzelheiten aufweisen, zu Blumen, Häusern, echten, erkennbaren Personen werden, ebenso stiegen jetzt alle Blumen unseres Gartens und die aus dem Park von Swann und die Seerosen auf der Vivonne und all die Leute aus dem Dorf und ihre kleinen Häuser und die Kirche und ganz Combray und seine Umgebung, all das, was nun Form und Festigkeit annahm, Stadt und Gärten, stieg auf aus meiner Tasse Tee.

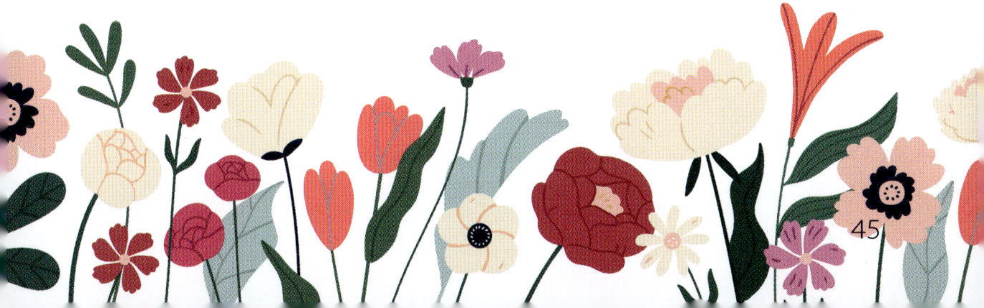

TIEF IN MIR BIN ICH RUHIG

Wer abends nicht so leicht zur Ruhe findet, dem können das Aufsuchen oder das Tun vertrauter Dinge helfen: Bestimmt gibt es Orte, an denen du ganz ruhig wirst. Das kann draußen unter deinem Lieblingsbaum auf einer Bank sein, auf dem Balkon oder drinnen inmitten von wohlriechendem, leise knisterndem Schaum in der Badewanne. Und sicher gibt es auch Gedanken und Tätigkeiten, die dich sanft zur Ruhe kommen lassen. Das können Erinnerungen an schöne Momente sein, die du wachrufst, oder das leise Summen deiner Lieblingsmelodie. Mach dir diese kleinen Ruhepole bewusst, suche sie auf und gehe ihnen nach, wann immer sie dir guttun und so oft es dir möglich ist.

Ruhig wie ein
TIEFER SEE
mit ungetrübtem Wasser
ist der Weise mit seiner heiteren
KLARHEIT.

Buddha

DAS GRÜNE HAUS

Paula Dehmel

Ja, es ist ein grünes Haus, in dem ich wohne [...]. Es ist nicht etwa grün angestrichen wie ein Gartenzaun oder eine Blumenbank – nein, das wäre hässlich, die Menschen verstehen noch immer nicht die Farben so gut zu mischen wie der liebe Gott – mein Haus ist anders grün, und auch nur im Sommer. Dann wachsen die Haselsträucher und die Kletterrosen so dicht an den Mauern, dass man vor lauter Grün nicht in die Fenster sehen kann, trotzdem sie ganz niedrig liegen; und wenn der Wind kommt, weht er Laub und Blütenblätter über meinen Schreibtisch; und manche kleine Raupe und manches Käferchen ist schon über meine Märchen gekrochen.

In diesem grünen Hause wohne ich mit meinen drei Kindern, der Detta, dem Peter und der kleinen Liselotte, die noch nicht in die Schule geht und ein großer Wildfang ist, sodass ich meine liebe Not mit ihr habe. Denkt nur, neulich wollte sie durchaus die Blumen von meinem neuen Sommerhut abpflücken; und weil ich ihr das nicht erlauben konnte, hat sie so mörderlich geschrien, dass ich sie mit allen Kleidern in die Badewanne setzen und die kalte Brause aufmachen musste. Da bekam sie einen Schreck und wurde still.

Detta und Peter sind schon verständiger; wenn sie sich nicht so oft streiten würden, wäre ich ganz zufrieden mit ihnen, aber das können sie sich nicht abgewöhnen.

Unser Vater ist in die weite Welt gegangen, um das Glück zu suchen, und so sind wir allein in dem grünen Hause. Nein, doch nicht! Außer uns ist noch Dido, der Teckel da, der alle Menschen anbellt, die am Gartenzaun vorbeigehn, und die alte Guste, die Kartoffeln schält und die Stuben aufräumt, denn das tue ich nicht gern. Sonst aber bin ich eine richtige Mutter wie eure Mutti auch und kann Mittag kochen und nähen, wie sich das gehört.

Nachmittags, wenn die Kinder fertig mit arbeiten sind, gehn wir in den Wald hinaus, der dicht vor unserm grünen Hause liegt, oder an den kleinen Schilfsee. Da dürfen die Kinder spielen und in den Kahn klettern, der am Ufer angebunden ist, und so tun, als ob sie rudern; oder sie können die Enten füttern, die auf dem See schwimmen. Wenn die Sonne untergeht, freuen wir uns über die leuchtenden, goldroten Kiefernstämme und über die rosa Wolken, die am Himmel stehn.

Ist das Wetter nicht schön, bleiben wir zu Hause und machen Musik. Detta kann schon kleine Stücke auf der Geige spielen, und ich begleite sie auf dem Klavier, das klingt fein. Oder wir singen zusammen schöne Volkslieder, lustige und traurige. Die alte Guste sitzt dann auch mit dem Strickzeug dabei und hört zu, und der Dido rührt sich nicht aus dem Zimmer, auch der hört gern Musik.

An warmen Abenden, wenn die größeren Kinder draußen Zeck und Versteck spielen, setze ich mich auf die Veranda, nehme die Liselotte auf den Schoß und erzähle ihr was.

Am liebsten hört sie die Geschichte von Freund Husch. Das ist der kleine Nachtgeist, der mit seiner Glühwürmchenlaterne hin und her läuft und nachsieht, ob all seine Schnecken- und Käferkinder artig eingeschlafen sind.

Wenn der Mond in den Garten scheint, singe ich den Kindern das Lied von der Prinzessin Mirlamein vor, die im Monde sitzt und spinnt und die langen glitzernden Fäden über die Welt wirft, damit die Menschen schöne, helle Träume bekommen.

Zuletzt, wenn die Kinder schlafen und alles mäuschenstill ist, gehe ich in den Garten hinaus, wo mein lieber Nussbaum steht, mit seinen glänzenden, wohlriechenden Blättern.

Um ihn her ist eine Bank gezimmert; ich setze mich darauf, lehne den Kopf gegen den Stamm und mache die Augen zu. Wie schön das ist! Leise rauschen die Blätter, ich höre Töne, Worte, und bald werden es ganze Geschichten, die mir der Baum zuflüstert. Stundenlang kann ich so zuhören und aufmerken, was er erzählt. Manchmal wirft auch eine kleine Grille oder ein Nachtvogel ein paar Worte dazwischen, oder ein Fröschlein gibt etwas von seiner Weisheit dazu.

Das Beste aber sagt mir der Nussbaum; und ich bewahre es wohl in meinem Sinn. So sitz ich an manchem Sommerabend unter seiner Krone, und wenn ich genug von seinen Märchen weiß, gehe ich zurück ins grüne Haus und setze mich an den Schreibtisch. Da steht der große, geschnitzte Lederstuhl, da liegt meine Feder und ein Päckchen weiße Blätter, da kann ich aufschreiben, was mir das Nussbäumchen erzählt hat [...].

Das
LEBEN
ist das schönste
MÄRCHEN.

Hans Christian Andersen

ACHTER ABEND

Hans Christian Andersen

Es waren schwere Wolken am Himmel, der Mond kam gar nicht zum Vorschein; ich stand [doppelt allein] in meiner kleinen Kammer und sah hinaus in die Luft, wo er hätte erscheinen sollen. Meine Gedanken flogen weit umher, hinauf zu meinem großen Freund, der mir jeden Abend so hübsch Geschichten erzählte und mir Bilder zeigte. Ja, was hat er nicht erlebt! Er segelte über der Sündflut Wasser und lächelte zur Arche hinab, wie jetzt zu mir, und brachte Trost von einer neuen Welt, die hervorblühen würde. Als Israels Volk weinend an Babylons Wassern stand, schaute er wehmütig durch die Weiden, wo die Harfen hingen. Als Romeo auf den Balkon stieg und der Liebe Kuss wie der Gedanke eines Cherubs gen Himmel stieg, stand der Mond halb verborgen zwischen den dunkeln Zypressen in der durchsichtigen Luft. Er sah den Helden auf St. Helena, wenn er von dem einsamen Felsen über das Weltmeer hinausschaute, während große Gedanken seine Brust bewegten. Ja, was kann der Mond nicht alles erzählen! Das Leben der Welt ist ein Märchen für ihn. Heute Abend sehe ich dich nicht, alter Freund, kann kein Bild zur Erinnerung an deinen Besuch zeichnen!

Und wie ich so träumend hinauf zu den Wolken sah, wurde es hell: Es war ein Strahl des Mondes, aber er erlosch wieder; dunkle Wolken zogen vorüber, aber es war doch ein Gruß, ein freundlicher Abendgruß, den mir der Mond sandte.

WAS ERZÄHLT UNS DIE NACHT?

Wer abends nicht leicht in den Schlaf findet, der kann kleine Achtsamkeitsübungen vor dem Zubettgehen machen. Denn wenn wir uns voll und ganz auf eine Sache konzentrieren, schaltet das Gehirn alles andere um uns herum ab. Das entspannt und tut gut! Achtsamkeit kann man eigentlich immer üben – zum Beispiel, wenn es dunkel wird: Welche Geräusche hören wir, wenn die Geschäftigkeit des Tages dem langsamen Rhythmus des Abends weicht? Was sehen wir im Dunkeln? Was erkennen wir in den schemenhaften Umrissen und Schatten? Wie riecht die Nachtluft? Wie fühlt sie sich an? Und welche Erinnerungen weckt sie vielleicht?

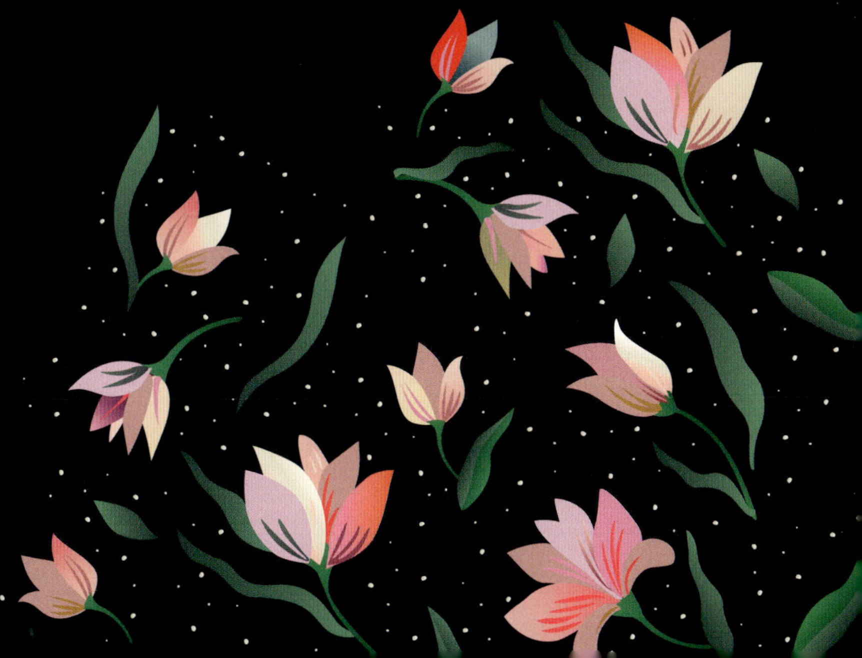

VITALI ERWACHTE ...

Rainer Maria Rilke

Vitali erwachte. Er konnte sich nicht erinnern, ob er geträumt hatte. Aber er wusste, dass ein Flüstern ihn weckte. Unwillkürlich sah er nach der Uhr. Es war wenig nach vier. Durch die Dämmerung des Zimmers ging ein gleichmäßiges Hellwerden. Er erhob sich und trat in seiner weißen wollenen Schlafkutte, die ihm das Aussehen eines jungen Mönches gab, ans Fenster. Da lag der kleine Garten vor ihm still und leer. Es musste nachts geregnet haben. Durch schwarze kahle Äste sah man den dunklen Boden, der schwer und satt schien, als ob die Nacht, flüchtend, in ihn zurückgesunken wäre, statt sich zu den Himmeln zu erheben. Die Höhen waren öde, umwölkt und von hohen Winden bewegt. Aber als Vitali den Blick ziellos über die Wolken zog, hörte er wieder das Flüstern, und jetzt erst wusste er, dass das frühe ferne Lerchen sind, die den Morgen feiern. Ihre Stimmen waren überall, fern und nah, wie aufgelöst in der lauen tauenden Luft, sodass man sie mehr mit dem Gefühl empfing als mit dem Ohr.

Und er begriff mit einem Male, dass diese Stunde voll Stimmen mit keinem Namen zu nennen ist und auf keiner Uhr abzulesen. Dass noch nicht Morgen ist und nicht mehr Nacht.

Er näherte sich mit seinem Gefühle dem Garten unter den Fenstern, als ob er sein Gesicht nun besser verstünde; und er erkannte, den er früher nicht bemerkt hatte, den starken Strauch, auf dessen Ästen, groß wie kleine Vögel, Knospen saßen und warteten. Und alles da unten war Erwartung und Geduld. Die Bäume und die kleinen runden Beete, die man schon vorbereitet hatte auf etwas Neues, erwarteten den Tag von den Himmeln, und zwar keinen sonnigen, strahlenden Tag, einen Tag, aus dem der Regen fiel, ohne sich wehzutun, weil alles in der Natur Hand ward, die ihn empfing.

So rührend geduldete sich der kleine Garten.

Vitali aber sagte laut über ihn hin: Wie durch ein gotisches Fenster schaue ich. Dann trat er zurück und ging mit ruhigen Schritten zu seinem Lager. Willig nahm er den Schlaf auf sich. Er hörte aber noch, wie draußen ein großer Regen begann und rauschte.

RUHE im Innern, Ruhe im Äußern. Wieder ATEM holen lernen, das ist es.

Christian Morgenstern

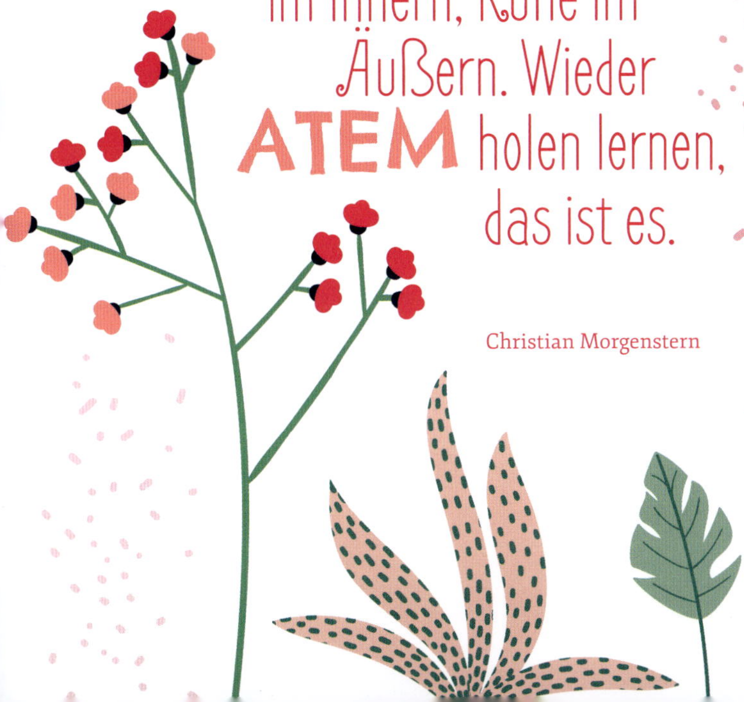

NAMIKO UND DAS FLÜSTERN Andreas Séché

Immer wenn ich eine Flöte höre, muss ich an Namiko denken. Namiko liebte die Flöte und die Töne, die aus ihr herausströmten, sie mit Haut und Haar erfassten und ihre Seele forttrugen in Welten, zu denen mir der Zutritt verwehrt war. Wenn Namiko eine Flöte hörte, schien sie wie in einen Bann gezogen. Meistens waren es die langsamen, tiefen Töne der japanischen Shakuhachi, deren Zauber sie trunken machte und dem auch ich mich nicht entziehen konnte. Aber um wie viel tiefer konnte die Musik in ihr Inneres vordringen als in meines.

Überhaupt liebte Namiko die sanften Töne. Das leise Atmen des ersten Oktoberwinds, das gedämpfte Geschwätz der Bäche von Kyoto, das Knistern des Schnees auf dem Moos, den fernen Klang buddhistischer Tempelglocken und natürlich das Flüstern.

Manchmal lag sie einfach neben mir im Gras, und dann spürte ich bereits, dass sie gleich wieder zu flüstern beginnen würde. Flüstern, sagte Namiko immer, das sei betonen, indem man gerade nicht betone. Wenn man die Stimme zurücknehme, verlagere sich das Gewicht von der Form des Gesagten auf seinen Inhalt und verleihe dem, was man ausdrücken wolle, den unaufdringlichen Hauch des Bedeutungsvollen.

»Flüstern«, flüsterte sie mir einmal ins Ohr, »ist Intimität mit der Stimme.«

Solche Sachen konnte nur Namiko sagen. [...]

Namiko trat in mein Leben mit der stummen Herausforderung eines Rätsels, das endlich gelöst werden wollte. Wären wir uns damals nicht begegnet, manches wäre anders verlaufen in meinem Leben.

Vieles hätte ich verpasst, weil es durch meine Wahrnehmung hindurchgesickert wäre wie Wasser durch ein Sieb. Dank Namiko weiß ich, dass für mich das wichtigste Geschenk der Liebe in der Nähe liegt und nicht im Freiraum. Wäre Namiko nicht gewesen, ich hätte vielleicht niemals die sanften Töne des Lebens wispern hören. Plötzlich war ich auf der Reise durch mein eigenes Leben bewegungslos verharrt und hatte überrascht die Luft angehalten, und da war es dann gewesen, das Atmen einer ganzen Stadt, ihrer Architektur, ihrer flüsternden Gärten, ihrer Rätsel und Schriftzeichen. Und auch in der Natur war ich mit einem Mal von einem wohltuenden Raunen durchdrungen, denn das Flüstern der Welt ist allgegenwärtig.

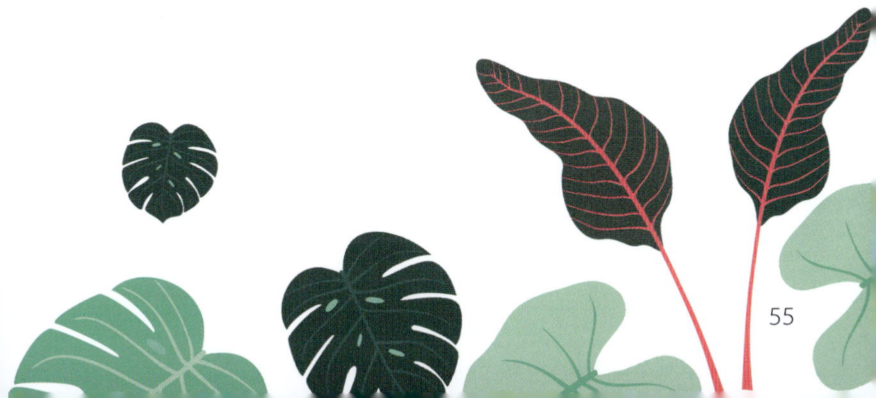

EINE NACHT AUF DEM UTO

Gottfried Keller

Durch dornichtes Gesträuch und über steiles Gestein wand ich mich an der schwarzen Felswand den krummen Pfad hinauf, den Gipfel des alten, finstern Berges erstrebend. Furchtsam in meiner menschlichen Kleinheit blickte ich an wilden, himmelstürmenden Felsen umher und suchte ihr weltaltes einsam in die Lüfte ragendes Haupt; aber mein Blick ward irre ob der Größe, ob der düstern Majestät, ich schlug ihn nieder und wandte ihn seitwärts hinab [...]. Ich klomm weiter und erreichte unter stetem Staunen und Starren das Ende des Weges; noch um die abgerissene Felsensäule herum, und ich war auf dem Gipfel des Berges. – Da stand ich allein in der ungeheuern Höhe auf der öden Fläche. Nur ein Kranz nackter, uralter Fichtenstämme, die seit Jahrhunderten schon stumme, einsame Versammlung hier hielten, war Zeuge des abwechselnden Entzückens, Staunens und Bewunderns, das sich meiner hier bemächtigte; denn eben ging am fernsten Ringe der Gefilde die Sonne unter. Noch ruhte sie auf dem letzten silbernen Punkte, der am Rande des Horizontes von dem Flusse sichtbar war, dessen Krümmungen, allmählich wachsend, bald hinter Wäldern und Hügeln verschwindend, bald wieder lieblich hervorschimmernd, dem Auge sich näherten, bis sie in graugrünen Fluten am Fuße meines Berges daherwallten, sich durch drückende Felsen und waldichtes Ufer wälzend um den schwarzen, tausendjährigen Turm, die Wohnung eines nächtlichen Eulengeschlechts, bogen, dann unter der Nacht des ungeheuren Waldes sich verloren und zuletzt in den ausgedehnten Halbmond des Sees sich ergossen, über welchem, der untergehenden Sonne gegenüber, ein blasser Schimmer die nahe Ankunft des Mondes verkündete. [...]

Welch heilige Stille; kein Lüftchen weht, kein Wölkchen schleicht am Himmel. Klopfend atmet das Herz all diese Genüsse, trunken schweift das Auge über die weiten Auen und Hügel, über Wälder und Felder, über Strom und See; welche heroische reine Natur, von keinem menschlichen Machwerk gestört! Welch edle Formen der Berge und Gründe, vom flammenden Abendrot mit zaubrischen Farben erwärmet. [...] Hier schwanden alle Gedanken, Menschheit und menschliche Kunst und menschliche Pracht. – Hier oben muss die Nacht göttlich sein!, dacht's und warf mich unter eine riesige Fichte, die ihre entlaubten Arme in bizarren Verschränkungen über mich ausstreckte. Wie wohl war mir. [...] Nacht und Nebel sank auf die Erde, vom matten Scheine des hinter mir aufgestiegenen Mondes durchflimmert. [...]

Noch erreichte sein schwaches Licht die Höhe meines Berggipfels nicht, ich lag in dämmerndem Dunkel; frische Winde wehten über den Berg, kühlten die brennenden Wangen und flatterten wohltuend durchs Haar. Morpheus streute Körner auf meine Augen. Ich schlummerte ein ins Reich der Träume. Es war mir, als betrachtete ich noch einmal den herrlichen Sonnenuntergang und die paradiesische Landschaft; da trat ein freundlicher Greis vor mich hin [...]. »Was sinnst du?«, sprach er zu mir mit unaussprechlicher Güte, in einer nie gehörten und doch von jedem Wesen verstandenen Sprache. »Ich forsche nach dem, der dieses alles geschaffen hat«, antwortete ich schüchtern. »Du wirst es sehen«, sprach er und verschwand. Da ward das Felsenhaupt des Berges zu einem flammenden Altar, um den die ganze Menschheit, von Anfang bis ans Ende, auf den Knien lag.

Auf dem Altare strahlte ein geheimnisvolles Licht von unbestimmter Gestalt und unbekanntem Namen, aber erquickende, belebende Wärme ging von ihm aus, es verbreitete goldenen, sonnigen Schein durch die ganze Natur. Zu diesem Lichte beteten alle Menschen, die da waren. [...] – Plötzlich verteilte sich das Licht, und in der blendenden Strahlenfülle schwebte der Greis, den ich gesehen hatte. Er sprach mit väterlich huldreicher Stimme: »Erforschet meine Werke, und ihr werdet mich erkennen!« [...] Ich erwachte und blickte verwundert um mich herum. Welche Pracht bot sich mir dar! Es war Mitternacht geworden, der Mond stand mitten am Himmel und goss sein mildes Licht auf des Berges Scheitel, auf der ich lag. Ringsherum verbreitete sich die Herrlichkeit des ganzen Firmamentes. Tausend und tausend Sternbilder strahlten in ewiger Harmonie von ihrer Bahn; hoch über mir zog sich die Milchstraße über den unermesslichen Plan. Ich sprang auf und wandelte wonnetrunken zwischen den versilberten Fichtenstämmen umher, welche, auf den hellen Rasen kräftige Schatten werfend, wie Tempelsäulen zum flimmernden Gewölbe emporstrebten. Feierliches Schweigen ruhte auf der ganzen Natur, kein Wesen atmete außer mir; nur aus dem Tale herauf drang ein leises, fernes Murmeln vom vorbeifließenden Strome, aus welchem der Widerschein des Mondes wie ein Stern aus der dunkeln, verworrenen Tiefe heraufglänzte. [...]

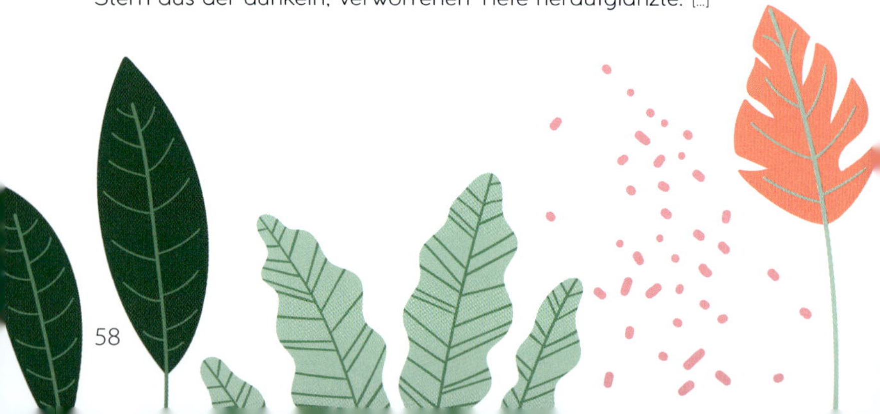

Es war der köstlichste Moment, den ich je genossen hatte, als ich so dastand auf dieser abgeschiedenen Höhe, vom Monde beschienen und ringsum schwarze Nacht, aus welcher unbestimmt und dämmernd die Umrisse der näheren Gegenstände hervorschauten, als ich so ganz allein auf diesem Berge stand und über mir die sternbesäte Decke. [...]

Ich lehnte an einen Stamm und durchwachte schwärmend und träumend den übrigen Teil der Nacht. Der Mond nahte dem Ende seines Weges, langsam durchmaß er ihn, die Gestirne rückten weiter und verschwanden allmählich den Blicken. Über dem See lichtete ein grauer Streif die Nacht, welcher sich vergrößerte, sowie der Mond auf der entgegengesetzten Seite sich der Erde wieder näherte. Die Dämmerung verdrängte die Nacht, der Tag die Dämmerung; die Aussicht lag wieder vor mir, aber nicht mehr die abwechselnde gestrige, sondern eine einzige graue Nebelfläche, wie ein Meer, aus dem mein Berg wie eine Insel hervorragte. Doch bald glühte das Morgenrot und warf die ersten Farbentöne in die Schöpfung; der Nebel schmolz, und in verjüngter, erfrischter, verherrlichter Kraft lachte die Natur mich an, als die Sonne heraufstieg und ihr Feuer über den goldenen See hinschoss. Da sandte ich die letzten sehnsüchtigen Blicke rings über die Täler (ich konnte beinahe nicht scheiden) und entstieg mit gefülltem Herzen dem Gipfel. Tau beglänzte meinen Weg, überall feierten die Wesen, jegliches Würmchen und jegliches Gräschen an der Quelle, den Morgen. Alle die Stellen, die ich im Abendscheine gesehen, die mich erfreut hatten, erschienen mir wieder im Morgenglanz, und bald durchwandelte ich die herrlichen Gefilde und genoss jede Schönheit einzeln, die ich im harmonischen Ganzen vom Berge aus bewundert hatte.

ATME RUHIG UND BEWUSST!

Der amerikanische Arzt, Alternativmediziner und Buchautor Dr. Andrew Weil entwickelte eine spezielle Atemtechnik, die das Einschlafen nicht nur begünstigen, sondern auch wesentlich beschleunigen soll: Dazu berühren wir mit der Zungenspitze den Gaumen hinter den oberen Schneidezähnen. Dort belassen wir die Zunge die gesamte Übung über. Wir atmen durch die Nase ein und zählen dabei gedanklich bis vier. Danach halten wir die Luft an und zählen in Gedanken bis sieben. Wir atmen schließlich vollständig und hörbar durch den Mund aus und zählen bis acht. Diese Übung wiederholen wir viermal. Empfohlen wird, die Übung über einen längeren Zeitraum zweimal täglich zu praktizieren, um das Einschlafen nachhaltig zu erleichtern.

Und hier die **4-7-8**-Technik nochmals in aller Kürze: Einatmen

FINDE ZU RUHE UND FRIEDEN!

Um nach einem ereignisreichen Tag abends zur Ruhe zu kommen und gut in den Schlaf zu finden, können wir auch eine kleine Entspannungsübung anwenden. Dazu setzen wir uns bequem und aufrecht auf einen Stuhl, schließen die Augen und legen die Hände in den Schoß. Wir atmen ruhig und bewusst durch die Nase. Bei jedem Ausatmen formen wir in Gedanken ein positives zweisilbiges Wort wie zum Beispiel »Ruhe«, »Frieden« oder »Stille« und lassen den »Klang« in uns wirken. Die Übung wiederholen wir so oft, wie es uns guttut. Durch den wellengleichen Rhythmus und die ruhige Atmung erreichen wir einen Zustand des Wohlbefindens und der Entspannung.

Wer möchte, kann sich während der Atemübung einen ruhigen Ozean mit kleinen sanften Wellen vorstellen, die in der Abendsonne glitzern, und kann dabei den noch warmen Sand unter den Füßen in Gedanken »spüren«.

DIE FAHRT ZUM LEUCHTTURM

Virginia Woolf

Das Haus war verlassen; das Haus war leer. Es glich einer Muschelschale auf einer Düne, die sich mit trockenen Salzkörnchen füllt, weil das Leben sie verlassen hat. Die lange Nacht schien sich eingenistet zu haben; die spielerischen knabbernden Lüftchen, die feuchten tappenden Winde schienen gesiegt zu haben. Die Pfanne war verrostet, die Matte zerfallen. Kröten hatten ihren Weg ins Haus gefunden. Nutz- und zwecklos schwang der herabhängende Schal hin und her. Eine Distel drängte sich zwischen den Fliesen in der Speisekammer hervor. Die Schwalben nisteten im Wohnzimmer; auf dem Fußboden lag Stroh verstreut; der Putz fiel schaufelweise herunter; Dachsparren waren bloßgelegt; die Ratten schleppten bald dies, bald das weg, um es hinter der Täfelung zu benagen. Nesselfalter krochen aus den Puppen hervor und flatterten sich an der Fensterscheibe zu Tode. Mohnblumen säten sich zwischen den Dahlien aus; das Gras wogte hoch auf dem Rasen; Riesenartischocken ragten zwischen Rosen; eine Federnelke blühte zwischen Kohlköpfen; und aus dem sachten Pochen, mit dem ein Unkraut ans Fenster geklopft hatte, war nun in Winternächten ein Getrommel stämmiger Bäume und dorniger Sträucher geworden, die im Sommer das ganze Zimmer in Grün tauchten.

Welche Kraft konnte der Fruchtbarkeit, der Gleichgültigkeit der Natur eine Schranke setzen? Etwa Mrs. McNabs Traum von einer Dame, einem Kind, einem Teller Milchsuppe? Er war über die Wände gezittert wie ein Sonnenstrählchen – und verschwunden. Sie hatte die Tür verschlossen; sie war gegangen. Eine Frau allein konnte es nicht schaffen, sagte sie. Sie schickten niemanden.

Sie kamen nicht. Die Sachen oben in den Schubladen verkamen – es war eine Schande, es so zu lassen, sagte sie. Das ganze Haus verfiel einfach. Nur der Strahl vom Leuchtturm kam für einen Augenblick in die Zimmer, ließ plötzlich in dunklen Winternächten seinen Glanz über Bett und Wand gleiten, betrachtete gleichmütig die Distel und die Schwalbe, die Ratte und das Stroh. Nichts widersetzte sich ihnen jetzt; nichts wehrte ihrem Treiben. Mochte doch der Wind blasen; mochte der Mohn seinen Samen verstreuen und die Nelke sich zum Kohl gesellen. Mochte die Schwalbe im Wohnzimmer nisten und die Distel die Fliesen sprengen, mochte der Schmetterling sich auf dem verblichenen Chintz der Armsessel sonnen. Mochten die Scherben von Glas und Porzellan draußen auf dem Rasen liegen und von Gras und wilden Beeren überwuchert werden.

Denn jetzt war jener Augenblick, jenes Zögern gekommen, wo die Dämmerung erzittert und die Nacht noch verweilt; wo das Gewicht einer Feder die Waagschale zum Sinken bringen kann. Eine Feder noch, und das Haus, sinkend, fallend, wäre hinabgestürzt in die Tiefen der Finsternis. In der Ruine hätten Ausflügler die Feuer für ihre Kessel angezündet; Liebende hätten darin Zuflucht gesucht und auf den nackten Dielen gelegen; der Schäfer hätte sein Essen auf die Ziegel gestellt, und der Landstreicher hätte hier geschlafen, in seinen Mantel gewickelt, um sich gegen die Kälte zu schützen.

Dann wäre das Dach eingestürzt; Dornensträucher und Schierling hätten Weg, Stufe und Fenster verschwinden lassen, wären wild durcheinander und saftstrotzend über den Hügel gewachsen, bis ein Eindringling, der sich verlaufen hatte, nur durch einen feuerroten Eisenpfahl inmitten der Nesseln oder durch eine Porzellanscherbe zwischen dem Schierling hätte wissen können, dass hier einmal jemand gewohnt hatte; dass da ein Haus gestanden hatte.

Wäre die Feder gefallen, hätte sie die Schale zum Sinken gebracht, so wäre das ganze Haus in die Tiefe gestürzt, um drunten auf dem Sande der Vergessenheit zu ruhen. Aber da waltete eine Kraft; nicht gerade übermäßig mit Bewusstsein gesegnet; sie schielte und schlingerte; und es war ihr nicht verliehen, ihr Walten mit würdigen Gebräuchen oder feierlichem Gesang zu vollziehen. Mrs. McNab stöhnte; Mrs. Bast jammerte. Sie waren alt; sie waren steif; die Beine taten ihnen weh. Sie kamen endlich mit ihren Besen und Eimern; sie machten sich an die Arbeit. Ganz plötzlich hatte eine der jungen Damen geschrieben, Mrs. McNab möge doch dafür sorgen, dass das Haus bereit wäre: Dies sollte sie besorgen; und jenes sollte sie besorgen; und alles recht schnell. Sie kämen vielleicht den Sommer über her; hätten alles bis jetzt aufgeschoben; erwarteten das Ganze so wiederzufinden, wie sie es verlassen hätten. Langsam und beschwerlich, mit Besen und Eimer, wischend und scheuernd, taten Mrs. McNab und Mrs. Bast dem Verfall und dem Verderb Einhalt; fischten aus den Wassern der Zeit, die sich rasch darüber schlossen, hier ein Becken, dort einen Schrank; förderten eines Morgens aus der Vergessenheit sämtliche Waverley-Romane und ein Teeservice zutage; retteten am Nachmittag ein Kamingitter aus Messing und einen Satz eiserner Feuergeräte in Sonne und Licht.

George, Mrs. Basts Sohn, fing die Ratten und mähte das Gras. Bauhandwerker kamen. Man konnte meinen, dass sich da, begleitet vom Quietschen der Türangeln und vom Kreischen der Riegel und vom Knallen und Krachen des von Feuchtigkeit geschwollenen Holzwerkes, widerwillig und mühselig eine Neugeburt des Hauses vollzog, wenn die Frauen mit Bücken, Strecken, Ächzen und Gesang schwappten und platschten, bald oben, bald unten in den Kellern. O Gott, sagten sie, was für eine Arbeit!

[...] Schließlich aber, nach Tagen der Arbeit drinnen, des Mähens und Grabens draußen, wurden Staublappen an den Fenstern ausgeschüttelt, die Fenster geschlossen, überall im Hause Schlüssel umgedreht; die Haustür fiel dröhnend ins Schloss; alles war fertig.

Und nun erhob sich, als hätte das Wischen und Schrubben und Mähen und Schneiden sie übertönt, jene leise Melodie, jene zuweilen unterbrochene Musik, die das Ohr halb auffängt, aber fallenlässt; ein Bellen, ein Blöken; unregelmäßig, zuweilen aussetzend, aber irgendwie miteinander verbunden; das Summen eines Insekts, das Knistern gemähten Grases, voneinander getrennt und doch zueinander gehörig; das Brummen eines Mistkäfers, das Quietschen eines Rades, laut, leise, aber auf geheimnisvolle Art verwandt; das Ohr müht sich, die Töne zusammenzubringen, und ist oft dicht daran, sie in Einklang zu bringen: aber sie werden nie ganz vernommen, gelangen nie zum vollen Einklang; und abends schließlich erstirbt ein Laut nach dem andern, der Einklang versagt, und Schweigen sinkt herab. Mit dem Untergang der Sonne schwand alle Schärfe, und Ruhe erhob sich wie aufsteigender Nebel, Ruhe breitete sich aus, der Wind erstarb; erlöst überließ sich die Welt dem Schlaf, kein Licht erhellte das Dunkel, nur durch die Blätter drang ein mattgrüner Schein, nur auf den weißen Blumen unterm Fenster lag ein blasser Schimmer.

[Lily Briscoe ließ an einem Spätabend im September ihr Gepäck zum Hause hinaufschaffen. Mr. Carmichael traf mit demselben Zuge ein.]

Nun war wirklich der Friede gekommen. Botschaften des Friedens trug der Meereshauch ans Ufer. Seinen Schlummer nie mehr zu stören, es eher tiefer zur Ruhe zu wiegen, und allen Träumen, heiligen Träumen, weisen Träumen der Schläfer sollte Erfüllung beschieden sein – ja, was murmelte es sonst noch, als Lily Briscoe in dem sauberen, stillen Zimmer den Kopf aufs Kissen legte und der See lauschte. Durch das offene Fenster sandte die Schönheit der Welt ihre murmelnde Stimme, zu leise, um genau verstanden zu werden – aber was tat's, wenn man den Sinn erfasste? Sie bat die Schläfer (das Haus war wieder voll; Mrs. Beckwith war da, auch Mr. Carmichael), wenn sie schon nicht zum Strand herunterkommen wollten, so sollten sie doch wenigstens den Vorhang heben und hinaussehen. Sie sähen dann die Nacht im fließenden Purpur, das Haupt gekrönt, das Zepter juwelengeschmückt; sogar ein Kind könnte ihren Blick ertragen. Und wenn sie noch zögerten (Lily war müde von der Reise und schlief fast sofort ein; aber Mr. Carmichael las noch bei Kerzenlicht ein Buch), wenn sie noch immer sagten: nein, all der Glanz wäre bloß eitel Dunst, und der Tau wäre mächtiger, und sie wollten lieber schlafen, dann sang die Stimme leise, ohne Klage, ohne Vorwurf ihr Lied.

Sacht rollten die Wellen zum Strand (Lily hörte sie im Schlaf); zärtlich sank das Licht hernieder (es schien hinter ihre Lider zu dringen). Und alles, dachte Mr. Carmichael, als er sein Buch zuklappte und einschlief, sah fast genau so aus, wie es damals vor Jahren ausgesehen hatte.

THINK HAPPY. SLEEP HAPPY!

Wer zufrieden und sorgenfrei zu Bett geht, begünstigt das Einschlafen und schläft in der Regel ruhiger. Nimm dir am Abend ein paar Minuten Zeit und denke an ein bis drei besondere Momente, die du an diesem Tag erlebt hast. Spüre ihrem Glanz und dem Glück, das sie dir gebracht haben, nochmals bewusst nach. Sage Danke für diese wunderbaren Augenblicke und Erlebnisse. Indem du mit diesem Dankbarkeitsritual deine Aufmerksamkeit auf die kleinen und schönen Dinge lenkst, wird es dir gelingen, dich ganz bewusst auf die positiven Seiten des Lebens zu konzentrieren. Ein wunderschöner Abschluss des Tages, der dich befreit und beruhigt einschlummern lässt.

Wenn du
HELLE
Dinge denkst, ziehst du
HELLE DINGE
an dich heran.

Prentice Mulford

SONNTAG

Rainer Maria Rilke

Das war ... das war ... an der Ostsee. Ich kam von einem frühen Morgengang. Der Wald um mich her war still, ganz still. Auch mein Schritt verklang auf dem weichen, habitbraunen Waldboden. Nur die Luft war voller Vogelsang. Schulterhohe Farren prahlten mit perligem Tauschmelz. Die steifen Stämme glühten, und ihre hohen Kronen schwankten lautlos her und hin, als wollten sie den weiten Himmel blank scheuern. Und der war doch so klar.

Jetzt tauchte das Dorf auf. Viel weißer waren die kleinen Häuser als sonst, und ihre moosbewimperten Augen, die Fenster, blinzten viel heller. Und der Kirchturm mit dem roten Zwiebeldach, drollig: Der sah aus wie ein stämmiger, kerngesunder Pausback. Drüben die Straße schimmerkiesig, und die Meilensteine, an ihrem Ranfte im Grünen, wie Kinder im Hemdchen, die knien und beten! Nicht? Beten, ja! Dank beten.

Ich ging durch die Gassen. Hart vor mir war der Morgen hier gegangen. Ich sah seine goldene Sohlenspur. Rechts bald, bald links hinter hellgrünen Latten standen sonnenhaarige Mädchen. Sie sangen und schnitten Rosen, sich damit zu schmücken. Wir lachten und nickten uns zu. Und aus den Fenstern lugten freundliche, uralte Mütterchen zum Himmel hinauf mit lichtmatten, aber lachenden Augen. Kinder standen im Hemde am Türpfosten. Sie klatschten in die Hände, und ihre beiden pfirsichroten Backen waren voll Sonntagskuchen ...

Dann stand ich am Meer. Das Meer war wie violenblauer, schwerer Atlas. Ein winziges, ockergelbes Segel sonnte weit draußen, und am Horizont zog wie ein silberweißer Schwan der große Rügendampfer …

Ich staunte hinaus in die flimmernde Pracht. Wie ein Kind, das ein schönes Spielzeug erhalten hat, hätte ich alle rufen mögen, die mir lieb sind: »Kommt und seht, ist das nicht herrlich?!«

Dabei war meine Brust voll Jubel und Lachen.

Ein brauner, alter Fischer kam just des Wegs. Ich eilte hinzu und drückte seine schwielenharte Hand, dass es mich schmerzte …

Ja, das war an der Ostsee. Hab damals übrigens fleißig Tagebuch geführt. An diesem Tage schrieb ich in mein Heft: »Ein Sonntag …!« Kein Wort mehr.

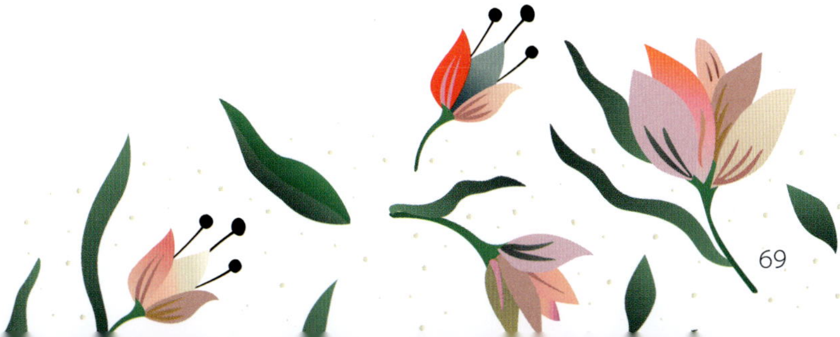

DER KLEINE TAG

Wolfram Eicke

Es war einmal ein kleiner Tag. Er lebte mit seinen Eltern und Geschwistern dort, wo alle Tage leben, bevor sie auf die Erde kommen, und wo sie auch nachher bleiben, wenn die Nächte sie wieder von der Erde verscheucht haben. Kein Mensch weiß, wo dieser Ort ist, denn wer könnte schon sagen, wo die Tage bleiben, wenn sie ihren Dienst erfüllt haben? Jeder von ihnen kommt nur ein einziges Mal auf die Erde. Ein Tag ist einmalig. Und so ist es der Höhepunkt im Leben eines Tages, wenn er auf die Welt zu den Menschen kommt.

Der kleine Tag musste noch lange warten. Er sollte der 23. Februar im nächsten Jahr sein. Vordrängeln konnte er sich nicht, denn die Reihenfolge, in der die Tage die Welt betreten, ist seit ewigen Zeiten festgelegt.

So konnte der kleine Tag nur von seinem zukünftigen Erdengang träumen, und mit staunenden Augen hörte er zu, wenn seine Verwandten von ihrem Besuch auf der Erde erzählten. Sein Vater war ein sehr berühmter und gefürchteter Tag gewesen, an dem sich ein grauenhaftes Erdbeben ereignet hatte, das die Menschen noch Jahrzehnte später nicht vergessen konnten. »Die ganze Welt zitterte«, erzählte sein Vater stolz, »und ich bin in allen Geschichtsbüchern erwähnt.«

Seine Mutter wurde von den anderen Tagen ebenfalls sehr respektvoll behandelt. Als sie Tag war, hatten zwei Völker nach einem langen Krieg endlich Frieden geschlossen. Immer wieder wollte der kleine Tag hören, wie sich damals die Menschen lachend und weinend vor Freude umarmten und wie schön dieser Tag gewesen sei.

Ein Onkel war sehr stolz darauf, daß er die erste Landung eines Raumschiffes auf einem fernen Planeten gebracht hatte, und seine Großmutter konnte gar nicht genug von der Hochzeit eines Königspaares erzählen, die mit großer Pracht gefeiert wurde, als sie Tag war. Jeden Abend, wenn ein Tag von der Erde zurückkam, mußte er genau berichten, was sich während seiner Reise ereignet hatte. [...]

»Es ist ganz wichtig«, sagte sein Vater eines Tages, »daß etwas Ungewöhnliches passiert, wenn du auf der Erde bist, damit man sich an dich erinnert. [...]«

»Wenn ich einmal auf der Erde bin«, dachte der kleine Tag, »dann wird hoffentlich etwas ganz, ganz Großes geschehen. Etwas, das es noch nie gegeben hat. Nicht nur ein kümmerliches Erdbeben oder die Hochzeit eines Königspaares. [...]«

So träumte der kleine Tag unaufhörlich, und es fiel ihm immer schwerer, seinen großen Auftritt abzuwarten.

Endlich, nach langen Monaten und Wochen des Wartens, war der große Augenblick gekommen. [...] Schrittweise zog sich die Nacht vor dem kleinen Tag zurück, bis sie ganz verschwunden war. Der kleine Tag jubelte: »Jetzt regiere ich die Welt!«

Aber schon bald erlebte er die erste Enttäuschung. Die strahlend goldene Sonne, von der sein Vetter im Juli so geschwärmt hatte, war nirgends zu sehen. Grauer Nebel verhüllte die frühen Morgenstunden. Alles sah trübe und dunstig aus, feucht und kalt. Der kleine Tag wollte sich aber nichts daraus machen, es gab doch so viel Neues, Fremdes und Aufregendes zu sehen.

In den Städten wälzten sich Tausende von Menschen durch die Straßen zu ihrer Arbeitsstelle. Autokolonnen, Busse, Züge, Bahnen – alles drängte, schob und wimmelte. Der kleine Tag mußte lachen: Es sah zu lustig aus, wie sie da unten alle in verschiedenen Richtungen durcheinanderkrabbelten. [...]

»Hallo, hier bin ich!«, rief er. »Ich bin heute euer Tag! Freut ihr euch nicht, mich zu sehen?« Aber die Menschen freuten sich nicht. »Was für ein lausiger Tag«, sagte ein Mann zu seinem Arbeitskollegen. »Dieser widerliche Nieselregen geht mir ganz schön auf die Nerven.«

»Ja, abscheulich«, bestätigte der andere. »Meine Frau bekommt sicher wieder die Grippe bei diesem Wetter. Wenn doch bloß die Sonne ein wenig scheinen würde!«

Ja, die Sonne! Wo war sie? Der kleine Tag konnte sie nirgendwo entdecken. »Bitte, liebe Sonne«, rief er, »komm doch hervor und mache die Welt an meinem Tag etwas schöner, damit die Menschen nicht ganz so grimmig sind.«

»Das kann ich nicht«, sagte die Sonne, die von einer grauen, fetten Regenwolke verdeckt wurde. »Ich habe noch nicht die Kraft dazu. Komm im Frühling oder besser noch im Sommer wieder, dann will ich so scheinen, daß deine Augen geblendet werden. Aber jetzt im Februar bin ich einfach zu schwach dazu.«

Der kleine Tag war ganz verzweifelt. »Aber ich bin doch nur heute!«, rief er. »Ich kann nicht wiederkommen. Nie kann ich wiederkommen! Im Frühling und im Sommer sind die anderen dran. Bitte, liebe Sonne, schein doch wenigstens ein kleines bißchen!«

Die Sonne hatte Mitleid mit ihm. Mit aller Kraft presste sie ein paar dünne Strahlen hervor. Der kleine Tag hatte noch nie Sonnenschein gesehen. Verzückt und verzaubert schaute er zu, wie die Sonnenstrahlen auf einen Waldweg fielen und sich das Licht in den Regentropfen spiegelte. »Hurra!«, rief der kleine Tag, »freut ihr euch jetzt, daß ich hier bin?« Doch die Sonne hatte zu kurz geschienen. Kaum ein Mensch in der Stadt hatte die wenigen Sonnenstrahlen bemerkt, und jetzt war es wieder so grau wie zuvor. Allerdings regnete es nicht mehr, und der Nebel hatte sich aufgelöst. »Immerhin etwas«, tröstete sich der kleine Tag.

Doch was war das? Auf einem Schulhof stand ein Junge mit einem funkelnagelneuen Fahrrad, umringt von seinen Klassenkameraden. »Woher hast du denn das tolle Rad?«, fragte einer von ihnen. »Na, wisst ihr denn nicht, was heute für ein Tag ist? Heute ist doch der 23. Februar, und das ist mein Geburtstagsgeschenk!« Der kleine Tag jauchzte. Endlich freute sich jemand über ihn. »Für diesen Jungen bin ich der Höhepunkt des ganzen Jahres«, dachte der kleine Tag glücklich. Mit neuem Eifer schaute er sich auf der Welt um.

Er sah das Meer! Die Wellen klatschten gegen die Felsen am Strand, und die Gischt sprühte schäumend auf. Es war ein wundervolles Schauspiel, von dem sich der kleine Tag kaum losreißen konnte. Sein Blick streifte über die Berge. Ein Bergsteiger mühte sich keuchend, einen schneebedeckten Gipfel zu bezwingen. Als er oben angekommen war, lachte er und genoß den weiten Blick ins

Tal. Der kleine Tag freute sich mit ihm. [...]

In einem Park saß ein Mann auf einer Bank und schrieb. Als er fertig war, sah er sich zufrieden lächelnd um. Er hatte bestimmt etwas Schönes geschrieben. Der kleine Tag freute sich. In einem Fenster stand ein Musiker und pfiff fröhlich eine kleine neukomponierte Melodie vor sich hin. Der kleine Tag hätte am liebsten mitgepfiffen. Der Nachmittag brachte ihm neue Erfahrungen: Spielende Kinder, Leute beim Spazierengehen, Menschen, die sich zum gemütlichen Kaffeetrinken zusammenfanden. Er sah einen jungen Mann an einer Haustür klingeln und ein hübsches Mädchen herauskommen. Die beiden faßten sich an den Händen und gingen in einen Park. Auf der Brücke über einen kleinen Bach blieb der junge Mann stehen und sah dem Mädchen in die Augen. »Ich hab' dich lieb!«, sagte er und gab ihr einen Kuß. Dem kleinen Tag wurde ganz heiß vor Freude. Das war sicher das allerschönste Erlebnis für ihn hier auf der Erde.

Als der Abend dämmerte, war seine Erdenreise vorbei. Der kleine Tag seufzte. Er musste zurück nach Hause. Alle Tage hatten sich schon versammelt und erwarteten gespannt seinen Bericht.

»Na, wie war's?«, fragte ihn sein Vater, »bist du ein guter Tag gewesen?«

»Oh ja!«, rief der kleine Tag, und aufgeregt erzählte er von seinen Erlebnissen. »... und dann haben sie sich geküsst!«, rief er am Schluß seines Berichts ganz atemlos und sah sich erwartungsvoll in der Runde um.

»Hm«, sagte sein Vater, »das kennen wir ja alle, aber nun erzähl mal die interessanten Dinge. Was hat sich denn nun wirklich ereignet?«

Der kleine Tag starrte ihn fassungslos an. »Aber ... «, stammelte er, »das ist alles. Das ist doch viel, oder?«

In den hinteren Reihen begannen einige ältere Tage zu lachen. Schließlich lachten sie alle [...]. Einsam und traurig stand er mitten in dem Gelächter. Sein schöner Tag! Und sie fanden ihn langweilig [...].

Die Mutter versuchte ihn zu trösten: »Sei nicht traurig. Du bist ein guterTag gewesen und hast sehr schöne Dinge auf der Erde gesehen. Es kommt gar nicht darauf an, daß möglichst viele Menschen sich an einen Tag erinnern. Wichtig ist, dass einige von ihnen Freude erlebt haben. Darum hat sich deine Reise gelohnt.«

Aber der kleine Tag war nicht zu trösten. [...]

Eines Abends jedoch, viele einsame Tage, Wochen und Monate später, kam ein Verwandter ganz aufgeregt von der Erde zurück. »Du bist jetzt berühmt!«, rief er dem kleinen Tag zu. »Der 23. Februar soll auf der ganzen Welt ein Feiertag werden. Heute steht es in allen Zeitungen!«

Neugierig drängten sich andere Tage herbei.

»Ein Feiertag? Warum?«, fragte der kleine Tag.

»Weil an deinem 23. Februar, als du auf der Erde warst, kein Verbrechen geschehen ist. Nirgendwo wurde gekämpft. Darum wollen die Menschen von nun an jedes Jahr das Fest des Friedens feiern! Sie werden lachen, singen und tanzen und sich an deinen schönen Tag erinnern!«

Der kleine Tag sagte gar nichts.

Er strahlte.

Kleine Freuden

Hermann Hesse

[...] Wenn ich morgens zu meiner Arbeit gehe, eilen mit mir und mir entgegen täglich zahlreiche andere Arbeiter, eben aus dem Schlaf und Bett gekrochen, schnell und fröstelnd über die Straßen. Die meisten gehen rasch und halten die Augen auf den Weg oder höchstens auf die Kleider und Gesichter der Vorübergehenden gerichtet. Kopf hoch, liebe Freunde! Versucht es einmal – ein Baum oder mindestens ein gutes Stück Himmel ist überall zu sehen. Es muss durchaus kein blauer Himmel sein, in irgendeiner Weise lässt sich das Licht der Sonne immer fühlen. Gewöhnt euch daran, jeden Morgen einen Augenblick nach dem Himmel zu sehen, und plötzlich werdet ihr die Luft um euch her spüren, den Hauch der Morgenfrische, der euch zwischen Schlaf und Arbeit gegönnt ist. Ihr werdet finden, dass jeder Tag und jeder Dachgiebel sein eigenes Aussehen, seine besondere Beleuchtung hat. Achtet ein wenig darauf, und ihr werdet für den ganzen Tag einen Rest von Wohlgefallen und ein kleines Stück Zusammenleben mit der Natur haben. Allmählich erzieht sich das Auge ohne Mühe selber zum Vermittler vieler kleiner Reize, zum Betrachten der Natur, der Straßen, zum Erfassen der unerschöpflichen Komik des kleinen Lebens. Von da bis zum künstlerisch erzogenen Blick ist die kleinere Hälfte des Weges, die Hauptsache ist der Anfang, das Augenaufmachen.

Ein Stück Himmel, eine Gartenmauer, von grünen Zweigen überhangen, ein tüchtiges Pferd, ein schöner Hund, eine Kindergruppe, ein schöner Frauenkopf – das alles wollen wir uns nicht rauben lassen. Wer den Anfang gemacht hat, der kann innerhalb einer Straßenlänge köstliche Dinge sehen, ohne eine Minute Zeit zu verlieren.

Dabei ermüdet dieses Sehen keineswegs, sondern stärkt und erfrischt, und nicht nur das Auge. Alle Dinge haben eine anschauliche Seite, auch interesselose oder hässliche: Man muss nur sehen wollen.

Und mit dem Sehen kommt die Heiterkeit, die Liebe, und die Poesie. Der Mann, der zum ersten Mal eine kleine Blume abbricht, um sie während der Arbeit in seiner Nähe zu haben, hat einen Fortschritt in der Lebensfreude gemacht.

Einem Hause, in welchem ich längere Zeit arbeitete, lag eine Mädchenschule gegenüber. Die Klasse der etwa Zehnjährigen hatte auf dieser Seite ihren Spielplatz. Ich hatte tüchtig zu arbeiten und litt jeweils auch unter dem Lärm der spielenden Kinder, aber wie viel Freude und Lebenslust ein einziger Blick auf diesen Spielplatz mir gewährte, ist nicht zu sagen. Diese farbigen Kleider, diese lebhaften, lustigen Augen, diese schlanken, kräftigen Bewegungen erhöhten in mir die Lust am Leben.

Eine Reitschule oder ein Hühnerhof hätte mir vielleicht ähnliche Dienste getan. Wer die Wirkungen des Lichtes auf einer einfarbigen Fläche, etwa einer Hauswand, einmal beobachtet hat, der weiß, wie genügsam und genussfähig das Auge ist.

Wir wollen uns mit diesen Beispielen begnügen. Manchem Leser sind gewiss schon viele andere kleine Freuden eingefallen, etwa die besonders herrliche des Riechens an einer Blume oder an einer Frucht, des Horchens auf die eigene und auf fremde Stimmen, des Belauschens von Kindergesprächen.

Auch das Summen oder Pfeifen einer Melodie gehört hierher und tausend andere Kleinigkeiten, aus denen man eine helle Kette von kleinen Genüssen in sein Leben flechten kann.

Jeden Tag so viel nur möglich von den kleinen Freuden erleben und die größeren, anstrengenden Genüsse sparsam auf Ferientage und gute Stunden verteilen, das ist es, was ich jedem raten möchte, der an Zeitmangel und Unlust leidet. Zur Erholung vor allem, zur täglichen Erlösung und Entlastung sind uns die kleinen, nicht die großen Freuden gegeben.

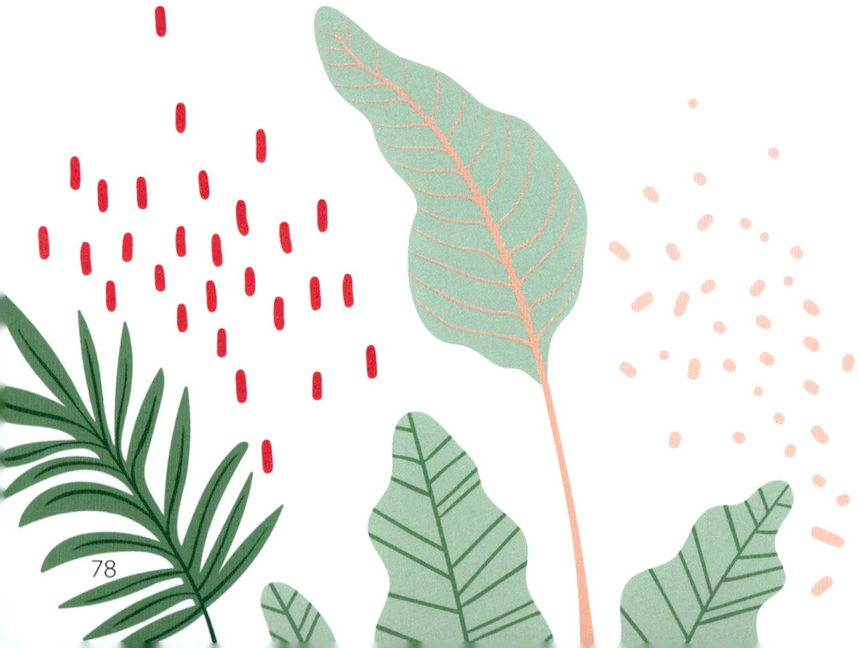

AUF MORGEN!

Cäsar Flaischlen

Nun dämmert langsam sich der Tag zur Nacht und aus der Tiefe flimmern die ersten Sterne und über die stillen Wasser klingt ein Traum ...

Wir haben zusammen Rosen gepflückt, wir haben gelacht und haben gesungen, und als es regnete, saßen wir ganz eng in einer Waldhüterhütte ...

Wir haben uns unser Leben erzählt, Frohes und Trübes, und haben im Sand dann zusammen gespielt, eine Burg uns gebaut mit Wall und Graben und alles, alles zusammen gehabt, den ganzen Tag ... den ganzen Tag!

Und nun, da's dämmert und die Nacht heraufkommt ...

nun gehen wir noch bis zum Garten oben und geben leise uns die Hand:

»Auf morgen!«

Und

du biegst nach rechts, ich biege nach links ... du träumst von mir ... ich träume von dir ... und nach ein paar Schritten bleiben wir stehn, als müssten wir uns noch etwas sagen ...

etwas

schöner

als alle Rosen und als der ganze schöne Tag ...

und wissen doch nichts anderes dann, als noch einmal ... ganz laut: »Auf morgen!«

Wir danken folgenden Verlagen, Autor:innen und Übersetzer:innen Verlagen, Autor:innen und Übersetzer:innen für die Abdruckgenehmigungen:

Coverillustration: Petra Braun Illustration
Covergestaltung: Grafisches Atelier, arsEdition GmbH
Grafische Gestaltung Innenteil: Nina GigIberger
Bildnachweis: Hintergründe: Nadia Grapes / Shutterstock.com; Tayka_ya / Shutterstock.com; Angelina Bambina / Shutterstock.com; GoodStudio / Shutterstock.com; Vignetten: Saibarakova Ilona / Shutterstock.com

ISBN 978-3-8458-4752-8

www.arsedition.de

FSC www.fsc.org MIX Papier aus verantwortungsvollen Quellen FSC® C002795